HCG DIÄT KOCHBUCH

TEIL 1-DIÄTPHASE

100 leckere Rezepte für schnelles Abnehmen nach der Stoffwechselkur: Sagen Sie dem Übergewicht den Kampf an!

von Kathrin Böttcher

HCG DIÄT KOCHBUCH

ISBN: 1540337170
ISBN-13: 978-1540337177

Um was geht es in diesem Buch?

Als erstes möchte ich mich bei Ihnen bedanken, dass Sie sich für mein Buch entschieden haben.

Für einen optimalen Erfolg ist es wichtig, den Ansatz der HCG-Diät zu verstehen und zu begreifen, wie sich die HCG-Diät von anderen Diätformen unterscheidet. Deswegen werde ich Ihnen in diesem Buch einen strukturellen Überblick mit vielen Informationen über das Konzept der HCG-Diät vermitteln. Denn wer versteht worum es geht, macht es richtig und wird sich nach der Diät attraktiver und fitter fühlen. Bei relativ geringen Zeitaufwand (20-40 Tage), kann man bei nur einem Diätdurchgang laut Studien 8-12% des vorhandenen Körpergewichts reduzieren.

Man bekommt im Leben wenig geschenkt, aber man kann besser investieren, als andere!

Mein Hauptanliegen ist es, Ihren Diät-Alltag in der Diätphase durch nützliche Tipps und viele leckere HCG-Rezepte sowohl angenehm als auch unkompliziert zu gestalten.

Und nun wünsche ich Ihnen viel Spaß beim Lesen und Ausprobieren!

TEIL 1-DIÄTPHASE

Inhaltsverzeichnis

1. Einleitung

Viele Menschen in der heutigen Zeit leiden an Übergewicht und es werden immer mehr. Es gibt unzählige Methoden und Diäten zum Abnehmen, doch leider kosten diese meistens sehr viel Zeit und Nerven. Oft passiert es, dass die gesetzten Ziele nicht oder nur teilweise erreicht werden. Dies kann sehr deprimierend sein und führt nicht selten zum JOJO-Effekt, und die ganze Zeit war umsonst.

Das seit langer Zeit bewährte Konzept der HCG-Diät hat jedoch einen anderen Ansatz als viele herkömmliche Diäten und wird von Experten als hoch effektiv eingestuft.

Das Hauptaugenmerk wird auf einen Bereich im Zwischenhirn gelegt, und zwar dem Hypothalamus. Dieser Teil des Gehirns steuert unser Essverhalten und sorgt unter anderem dafür, ein bestimmtes erlerntes Gewicht zu halten. In der Frühzeit zum Beispiel war dieser Mechanismus überlebenswichtig. Die Menschen hatten nicht so viele Möglichkeiten wie heute, sich zu ernähren. Deswegen spielte eher Untergewicht eine Rolle. Die Aufgabe des Hypothalamus war es bei Unterernährung, also bei Fettabnahme, starke Hungerreize auszusenden. Damit wurde dem Körper signalisiert, rasch Nahrung aufzunehmen und den Energieüberschuss in Form von Fetten zu speichern, bis das gesunde Normalgewicht wiederhergestellt ist.

Man geht davon aus, dass der Hypothalamus bei übergewichtigen Menschen nicht optimal programmiert ist. Das heißt, dass man sich über längere Zeit bestimmte Essgewohnheiten antrainiert hat, welche zu Übergewicht führten. Das kann an verschiedenen Dingen liegen, wie zum Beispiel ungesunde Lebensmittel oder übermäßige Mahlzeiten etc. Bei der HCG-Diät geht es also darum, den Hypothalamus umzuprogrammieren und so das Essverhalten und die Figur langfristig zu verändern. Dafür wird das Übergewicht auf ein Wunschgewicht abgebaut und durch eine nachhaltige und bewusste Ernährungsumstellung beibehalten.

2. Was ist die HCG-Diät?

Die HCG-Diät wurde vor 60 Jahren von dem englischen Arzt Dr. Albert Simeons entwickelt. Er erarbeitete einen Diätplan für seine Patienten und spritzte Ihnen eine tägliche Dosis HCG.

HCG (humanes Choriongondatropin) ist ein Schwangerschaftshormon, welches im frühen Stadium der Schwangerschaft gebildet wird. Es sorgt für den Erhalt der Schwangerschaft beziehungsweise sorgt dafür, dass sich der Körper während der Schwangerschaft bei unzureichender Kohlenhydrataufnahme an den Fettreserven bedient. So wird die notwendige Versorgung von Kind und Mutter gewährleistet. Laut Studien hat das Hormon weitere positive Nebeneffekte, wie die Verbesserung des Hautbildes und eine stimmungsaufhellende Wirkung.

Neben der Einnahme des HCG-Hormones sieht die Diät eine strenge Kalorienreduzierung auf 500 kcal pro Tag vor (hypokalorische Diät: Weniger Energiezufuhr als -verbrauch). So sollen schließlich die Pfunde zum Rollen gebracht werden.

3. Wie funktioniert die HCG-Diät?

Der Diätplan besteht aus 4 Phasen (1.Ladungsphase, 2.Diätphase, 3.Stabilisierungsphase und 4.Erhaltungsphase). Es wird nach ärztlicher Beratung von Anfang an das HCG-Präparat (Tropfen, Injektion, Sprays oder Pillen) eingenommen. Um den Körper zu übersättigen und Lust auf gesunde Lebensmittel zu machen, sollen die Diätler in den ersten beiden Tagen (Ladungsphase) so fett- und kalorienreich essen, wie nur möglich.

In der Diätphase erfolgt eine Ernährungsumstellung (VLCD- Very Low

Carb Diet) auf 500 kcal, kombiniert mit mindestens 2 Litern Wasser pro Tag. Die regelmäßige Hormonaufnahme verhindert dabei, dass der Blutzuckerspiegel steigt. Außerdem unterdrückt das HCG-Hormon das Hungergefühl und vermeidet Heißhungerattacken sowie depressive Gefühlszustände. In dieser Phase soll sich beim Kochen an der Lebensmittelliste orientiert werden, um ein Gefühl für Kalorien zu entwickeln und die 500 kcal/Tag nicht zu überschreiten. Dadurch wird das Bewusstsein verbessert, welche Lebensmittel einem individuell besonders guttun.

In der circa dreiwöchigen Stabilisierungsphase werden die HCG-Präparate abgesetzt. Der Organismus möchte die verlorenen Pfunde zurückerobern. Sie jedoch nicht! Umprogrammieren: Es geht also darum, dem Körper einen neuen Setpoint zu setzen. Dieser dient dem Hypothalamus sich zu orientieren, wo die individuellen Gewichtsgrenzen sind und ab wann er ein Hungergefühl aussenden muss. Umso niedriger dieser Punkt ist, desto besser! Dafür wird die Lebensmittelliste nach und nach erweitert. Außerdem wird die Kalorienzufuhr langsam auf Ihre entsprechende körperlichen und altersbedingten Grundbedürfnisse erhöht und gehalten (etwa 1500 kcal/Tag).
In der letzten Phase, der Erhaltungsphase, können praktisch wieder alle Lebensmittel auf den Speiseplan. Der Körper sollte jedoch nicht mehr den Drang verspüren, sich übermäßig und ungesund ernähren zu müssen.

Die Lebensmittelliste soll auch noch nach der Diät dabei helfen, schnell die passenden Zutaten für eine gesunde und bewusste Ernährung zu finden.

4. Der Diätplan

Phase 1- Ladungsphase (2 Tage)

Am ersten Tag an dem das HCG-Hormon eingenommen wurde, darf alles und so viel gegessen werden, wie nur geht. Brot und Süßigkeiten sind ausdrücklich erwünscht, diese (Fress-)Phase dauert 2 Tage und endet am 3. Tag der Diät.

Persönlicher Tipp: *Meiner Meinung nach sollten Sie Dinge essen, die Sie während der Diät vermissen werden, z.B. Eis mit extra viel Schlagsahne, Pfannkuchen, Torte, Cheeseburger, Pasta etc.*

Phase 2- Diätphase (21 oder 40 Tage)

Startschuss-Dritter Tag!

Sie sollten morgens mit einem so üppig gefüllten Gefühl aufwachen, nichts mehr essen zu können, auch wenn Sie gerne möchten. Denn jetzt folgt der radikale Schritt der Kalorienreduzierung auf nur 500 kcal/ Tag. Die meisten Diätler verlieren in dieser Phase im Schnitt zwischen 1-1,5 Pfund am Tag, deshalb ist es wichtig sich ein realistisches Zeitfenster zu setzen. Für gewöhnlich dauert die VLCD-Phase je nach Zielsetzung 21-40 Tage.

Morgen

1 warmes Getränk

Das Frühstück sollte aus einem morgendlichen Kaffee oder Tee bestehen.

Der Kaffee kann mit Magermilch geweißt werden, aber nicht mehr als 1 TL/ Tag. Zucker ist nicht erlaubt.

Persönlicher Tipp: *Verwenden Sie Süßstoffe in Tropfen- oder Pulverform, wie Stevia.*

Der tägliche Mittagstisch sollte sich während der Diätphase wie folgt zusammenstellen:

Mittag

Je 1 Portion:

- Proteine (Fleisch/ Fisch)
- Gemüse (aus der Lebensmittelliste)
- Brot (z.B. eine Scheibe Melba-Toast oder Knäckebrot)
- Obst (z.B. ein Apfel, eine Handvoll Beeren etc.)

Zum Mittagessen sollen jeden Tag circa 100 g proteinreiche Nahrungsmittel zu sich genommen werden. Beim Wiegen der Lebensmittel ist sicherzustellen, dass Sie tatsächlich roh und aufgetaut sind, um ein genaues Gewicht zu bekommen. Proteinreiche Lebensmittel sind: Rindfleisch,

Kalbfleisch, Geflügel, Meeresfrüchte und Fisch. Je weniger Fett, desto besser! Vorsicht bei der Auswahl von Fisch. Es gibt viele Fischsorten die sehr fettreich sind, wie Lachs, Wels, Thunfisch und Aal. In jedem größeren Supermarkt sollte eine breite Palette an geeigneten Proteinspendern gefunden werden.

Persönlicher Tipp: *Kaufen Sie mageres Fleisch oder lassen Sie beim Fleischer die offensichtlichen Fettstreifen entfernen, das spart Geld.*

Die Nahrungsmittelpalette beim Abendbrot ist im Grunde genommen wie beim Mittagessen.

Abend

Je 1 Portion:

- Proteine (Fleisch/ Fisch)
- Gemüse (aus der Lebensmittelliste)
- Brot (z.B. eine Scheibe Melba-Toast oder Knäckebrot)
- Obst (z.B. ein Apfel, eine Handvoll Beeren etc.)

Die Diät schreibt keine Mengenbeschränkung bei Gemüse vor, weil die

meisten Sorten sehr kalorienarm sind. Die meisten Gemüse, wie Salate werden als Füllstoffe genutzt. Wählen Sie also mit gesunden Menschenverstand und Ihrer Vorliebe die geeignete grüne Beilage aus der Lebensmittelliste. Die originale Diät besagt, dass man sich aus der Liste nur eine Gemüsesorte je Mahlzeit aussuchen soll, ich persönlich sehe aber kein Problem darin, zwei oder drei Sorten zu kombinieren!
Dressings sind sehr beschränkt zuzubereiten, denn es gilt:

- Keine Öle
- Keine Fertigdressings mit hohem Fettgehalt
- Kein Zucker

Außerdem sind folgende Lebensmittel während der Diätphase streng verboten:

- Keine Fette, wie Margarine und Butter
- Keine Kohlenhydrate, wie Kuchen, Gebäck, Nudel, Reis und Kartoffeln
- Kein Alkohol
- Keine Minze (weil sie die Wirkung vom Globuli-Präparat mindert)
- Keine Milch und Milchprodukte (wenn Sie beim Kaffee nicht verzichten wollen, verwenden Sie bitte Magermilch)

Persönlicher Tipp: *Verwenden Sie stattdessen Apfelessig, Rotweinessig oder Weißweinessig.*

Bezüglich des Würzens ist die Sache weniger kompliziert, denn Salze, Pfeffer und Co. sind für die Diät absolut nicht schädlich, solange kein Zucker mit von der Partie ist! Saucen, wie Senf, Diät Hot Sauce, Diät BBQ Sauce, Teriyaki etc., deren Hauptbestandteil Natrium ist, sind ebenfalls eine sichere Wahl. Um auf Nummer sicher zu gehen ist es empfehlenswert, die Etiketten der Saucen durchzulesen. Wenn weniger als 2 g Zucker enthalten sind, kann ruhigem Gewissens von der Sauce für einen besseren Geschmack auf die Gerichte geben werden, aber bitte nicht das Essen in der Sauce ertränken!

Persönlicher Tipp: *Achten Sie in der Phase auch auf die Inhaltsstoffe von kosmetischen Produkten wie Feuchtigkeitscremes. Denn der Körper hat die Fähigkeit Fette, mit denen die Haut in Berührung kommt, zu absorbieren.*

Phase 3- Stabilisierungsphase (3 Wochen)

Sie ist eine der wichtigsten Phasen in der Diät und dauert drei Wochen. In dieser Phase soll sich Ihr Ergebnis einpendeln und für die Dauer gehalten werden. Schritt für Schritt werden weitere Lebensmittel in die Liste aufgenommen. Nachdem das HCG-Präparat abgesetzt wurde, muss die VLCD-Diät (also 500 kcal/Tag und viel trinken) für drei Tage fortgeführt werden. Dies stellt sicher, dass alle Spuren vom HCG-Hormon durch den Organismus ausgeschieden werden. Nach den drei Tagen können wieder größere Portionen an Lebensmittel aufgenommen und die Kohlenhydratzufuhr auf max. 1500 kcal/Tag gesteigert werden. Es können nun Milchprodukte und andere gesunde Fette, wie die der Avocado in den Diätplan aufgenommen werden.
Der wichtigste Teil in dieser Phase ist die kontinuierliche Aufnahme von Proteinen, denn der menschliche Körper braucht durchschnittlich 80g am Tag, um lebenswichtige Zell- und Gewebeprozesse auszuüben.

Persönlicher Tipp: *Ich empfehle besonders Lebensmittel, wie Eier, Käse, aber auch Proteindrinks!*

Beim Übergang von Phase 2 zu Phase 3 wird die Auswahl an Lebensmitteln erheblich vergrößert. Dadurch kann man schnell in die Verlegenheit kommen, sich unausgewogen zu ernähren, um das Verpasste nachzuholen.

Welche Lebensmittel dürfen wieder in die Lebensmittelliste aufgenommen werden und welche nicht?

Folgende Lebensmittel dürfen Sie in geringen Mengen wieder zu sich nehmen:

- Milch und Milchprodukte (z.B. Käse)
- Hülsenfrüchte (z.B. Linsen, Kichererbsen, Kefen)
- Vollkornmehl)
- Alkoholische Getränke (maximal 1 Glas Bier oder Wein am Tag)
- Hochwertige Öl (jedoch nur in kleinen Mengen)

Diese Lebensmittel bleiben in der Stabilisierungsphase weiterhin verboten:

- Zucker
- Keine Fette, wie Margarine und Butter
- Keine Kohlenhydrate, wie Kuchen, Gebäck, Nudel, Reis und Kartoffeln

Es ist wichtig, dass kalorienarme Produkte ohne Zucker verwendet werden, die meisten Proteinpulver sollten jedoch sicher sein. Denn, wie schon in Phase 2, ist Zucker auch in dieser Diätphase ein Tabuthema! Proteindrinks sind dafür da, eine ausreichende Zufuhr an Eiweißen zu bekommen, wenn nicht viel Zeit vorhanden oder man unterwegs ist.
In dieser Phase müssen Sie sich jeden Morgen vor dem Toilettengang einmal wiegen. Sollten Sie einmal feststellen, dass sich das Gewicht im Vergleich zum Vortag um 1 Pfund erhört haben sollte, sollten Sie einen Tag lang besonders viel Proteine zu sich nehmen und auf Kohlenhydrate soweit wie möglich verzichten.

Warum?
Eiweiße sättigen lange, ohne energetisch zu sein. Bei der Verdauung greift der Körper auf Energiereserven, also Fett zurück, um den Stoffwechsel in Gang zu halten.

Persönlicher Tipp: *Dazu empfehle ich den Steak-Tag. 2 Eier am Morgen, 1 Steak mit einer reichlichen Portion fettarmen Käse zum Mittag, gefolgt von einem großen Steak zum Abendbrot.*

Am nächsten Morgen sollte die Gewichtszunahme wieder ausglichen sein.
Die Phase 3 ist die Phase, in der die meisten Diätler dazu neigen, das verlorene Gewicht wieder anzusetzen. Der Körper lernt, sich zu stabilisieren. Deshalb ist es sehr wichtig auf Kurs zu bleiben, auch wenn die Versuchung manchmal groß ist! Der Körper beginnt sich an das neue Gewicht zu gewöhnen und programmiert sich, dieses auch zuhalten.
In der letzten Phase, in der Fette und Zucker wiedereingeführt werden, wird sich der Körper bezüglich der Fetteinlagerung anders verhalten. Er wird sich an das Umprogrammieren aus Phase 3 erinnern und ein Stoppschild aufstellen, mit der Aufschrift „Nein, das ist das Gewicht, welches ich halten möchte!“. Der Körper erhält die Anweisung, alles zu verbrennen und nichts zu speichern. Wenn die Phase 3 also nicht diszipliniert durchgezogen wird, hat der Körper keine Anhaltspunkte, wie er sich in der Zukunft verhalten soll. Er wird verwirrt mit der Frage: „Verbrennen oder speichern?“ umgehen und keine optimalen Ergebnisse erbringen können.

DURCHHALTEN, EIN ENDE IST IN SICHT!

Phase 4 – Erhaltungsphase

In der letzten Phase der Diät nehmen Sie allmählich wieder immer mehr Gerichte und Lebensmittel in Ihren Alltag auf. Dazu zählen Gemüsesorten, wie Karotten, aber auch Reis und Nudeln können langsam wieder auf den Speisplan. Im Grunde genommen kann wieder alles gegessen werden, auch Zucker. Es ist jedoch wichtig das gesunde Essverhalten, welches durch die Diät eingestellt wurde, beizubehalten. So langfristig von der HCG-Diät profitiert werden!

5. Rezepte

5.1. Dressings, Dips, Marinaden

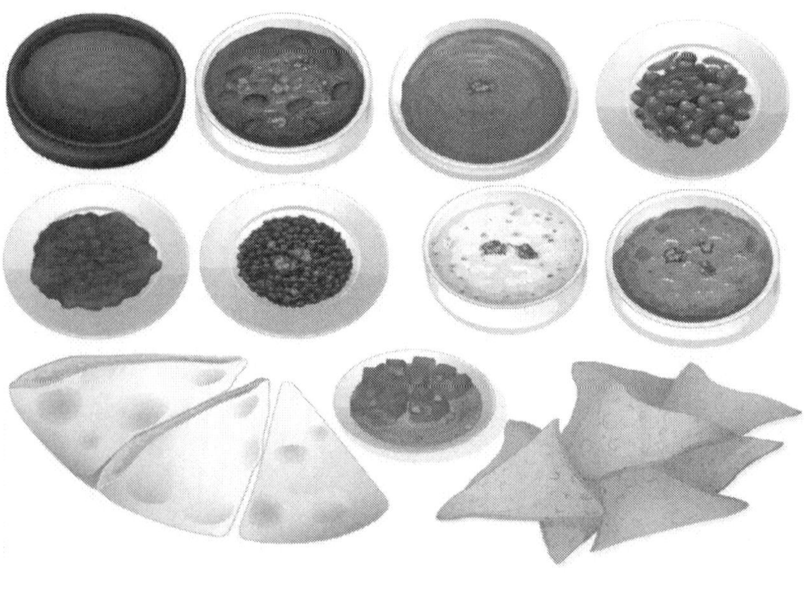

5.1.1. Süße Wasabi-Sauce/Dip

1 Portion

18 kcal pro Portion

Rezeptvorschlag: Süße Wasabi-Garnelen (S. 123)

Zutaten

¼ TL Wasabi-Pulver

1 EL frisch gepresster Zitronensaft

2 EL Wasser

Stevia

Zubereitung

Alle Zutaten gründlich miteinander vermischen und fertig. Dieses Rezept eignet sich auch sehr gut als Dip.

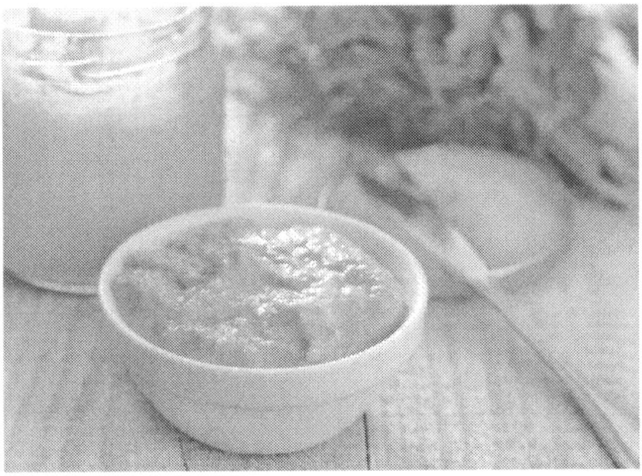

5.1.2. Hausgemachter Senf

1-2 Portion

88 kcal pro Portion

Zutaten

2 EL Senfpulver

1 EL Knoblauchpulver

1 EL Zwiebelpulver

½ TL Ingwer, gerieben

½ TL geriebener Meerrettich

120 ml Apfelessig

60 ml Wasser

1 EL frisch gepresster Zitronensaft

1 Prise Stevia

Zubereitung

Alle Zutaten in einem Topf gut vermischen und 2-3 Minuten kochen. Den Senf in Glas geben und den Zitronensaft übergießen. Für 2 Wochen in den Kühlschrank stellen, danach mit Wasser strecken, bis der Senf seine gewohnte Konsistenz erreicht hat.

5.1.3. Grapefruit Vinaigrette

1 Portion: je 1 Frucht

49 kcal pro Portion

Zutaten

½ Grapefruit, ausgepresst

1 EL frisch gepresster Zitronensaft

1 TL Apfelweinessig

Stevia

Salz, Pfeffer

Zubereitung

Die flüssigen Zutaten miteinander vermischen. Mit Salz, Pfeffer, Stevia abschmecken und zu Fisch, Garnelen, oder Huhn servieren.

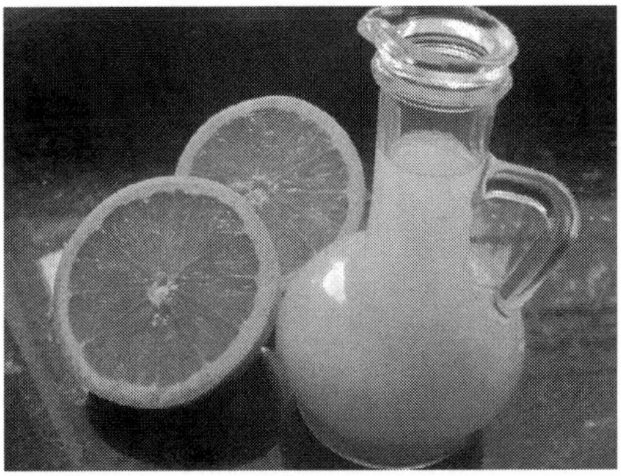

5.1.4. BBQ-Sauce

1-2 Portion: je 1 Gemüse

129 kcal pro Portion

Rezeptvorschlag: BBQ-Rind (S. 84)

Zutaten

85 g Tomatenpaste

60 ml Apfelessig

3 EL frisch gepresster Zitronensaft

1 EL Tabasco-Sauce

1 EL rote Zwiebel, gehackt

3 Knoblauchzehen, zerdrückt und zerkleinert

¼ TL Chilipulver

1 Prise Raucharoma

½ TL Worcester-Sauce

¼ TL Knoblauchpulver

¼ TL Zwiebelpulver

1 TL Petersilie, gehackt

Stevia

Cayennepfeffer

Salz

Zubereitung

Alle Zutaten in einem Topf gut vermischen und zum Kochen bringen. Die Hitze reduzieren und mindestens 5 weitere Minuten unter Rühren köcheln lassen. Währenddessen etwas Wasser nachgießen, bis die gewünschte Konsistenz erreicht ist. Die Sauce ist sehr gut für Rind und Huhn geeignet.

Persönlicher Tipp: *Machen Sie mehrere Portionen und füllen Sie den Rest in Gläser ab, das spart Zeit.*

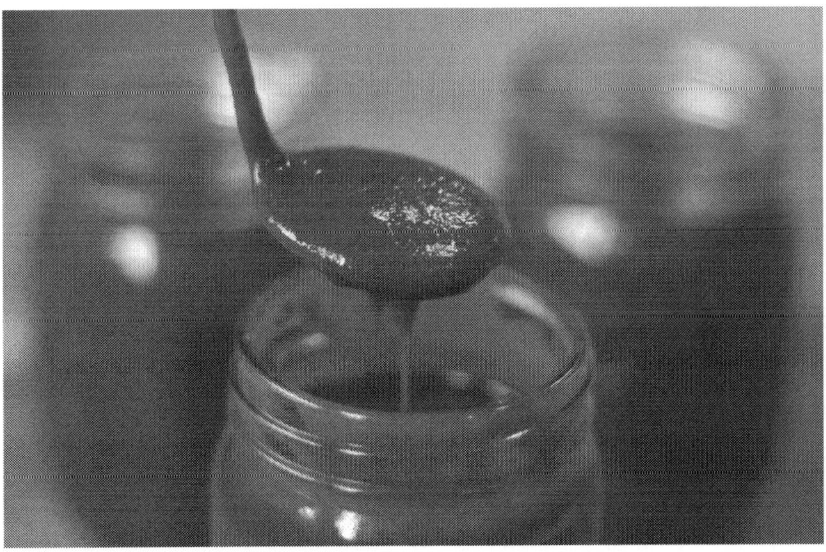

5.1.5. Italienische Vinaigrette

2 oder mehrere Portionen

36 kcal pro Portion

Zutaten

120 ml Geflügelbrühe

2 EL Apfelessig

2 EL frisch gepresste Zitronensaft

1 TL italienische Biokräuter

2 EL weiße Zwiebel, gehackt

½ TL Knoblauchpulver

½ TL Zwiebelpulver

Salz

Pfeffer

Zubereitung

Alle Zutaten in einem kleinen Topf miteinander vermischen und bei schwacher Hitze 5 Minuten ziehen lassen. Mit Salz und Pfeffer abschmecken und als Dressing oder Marinade kalt servieren.

5.1.6. Meerrettich-Marinade/-Dip

1-2 Portionen

15 kcal pro Portion

Rezeptvorschlag : Gepökelter Rinderbraten (S. 80)

Zutaten

60 ml Rinderbrühe

1 TL mittelscharfer Meerrettich

½ TL Knoblauchpulver

¼ TL Paprikapulver

Zubereitung

Alle Zutaten in einem Topf miteinander vermischen und erhitzen. Die Sauce als Marinade oder als Dip bei Rindergerichten verwenden.

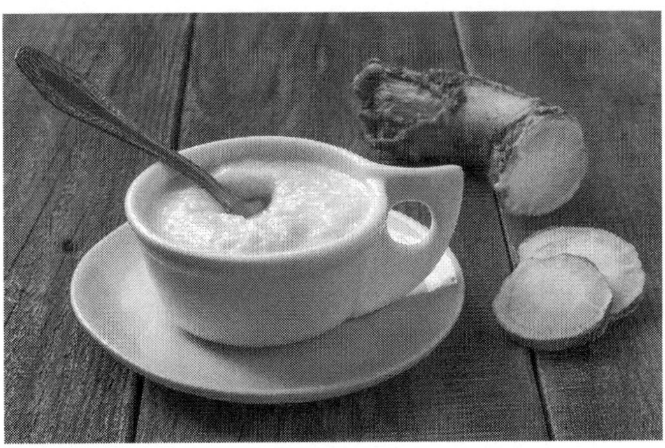

5.1.7. Tomaten-Basilikum Vinaigrette

2-3 Portionen: je 1 Gemüse

75 kcal pro Portion

Zutaten

3 EL Tomatenpaste

2 EL Apfelessig

2 EL frisch gepresster Zitronensaft

60 ml Gemüsebrühe

1 EL weiße Zwiebel, gehackt

½ TL Knoblauchpulver

½ TL Zwiebelpulver

1 TL Basilikum, getrocknet

1/8 TL Oregano

Cayennepfeffer

Stevia

Zubereitung

Alle Zutaten in einen Topf geben und zum Kochen bringen. Die Flüssigkeit mit etwas Wasser oder Brühe auf die gewünschte Konsistenz bringen. Die Vinaigrette abkühlen lassen und als Dressing für Salate benutzen.

Persönlicher Tipp: *Streuen Sie zusätzlich frisch gemahlenen schwarzen Pfeffer über den Salat für eine besondere Note.*

5.1.8. Würzige Orange-Sauce

1-2 Portionen: je 1 Obst

75 kcal pro Portion

Rezeptvorschlag: Ingwer-Garnelen-Wraps (S. 122)

Zutaten

½ Orange, 1 Prise geriebene Orangenschale

½ Zitrone, 1 Prise geriebene Zitronschale

120 ml Wasser

1 EL Frühlingszwiebel, gehackt

1 Knoblauchzehe, zerdrückt und zerkleinert

¼ TL Ingwerpulver

¼ TL Knoblauchpulver

1 Prise Cayennepfeffer und 1 Prise Stevia nach Geschmack

Zubereitung

Orange und Zitrone in einen Topf geben und mit Wasser zum Kochen bringen. Die Hitze leicht herunterstellen und 10 Minuten köcheln lassen. Die Früchte herausnehmen, das Fruchtfleisch auskratzen und in den Topf zurückgeben und die Schalen entfernen. Solange weiterkochen, bis die gewünschte Konsistenz erreicht ist bzw. sich die sich die Flüssigkeit um die Hälfte reduziert hat. Alle anderen Zutaten hinzufügen und weitere 3 Minuten unter Rühren köcheln lassen. Die Sauce passt sehr gut zu Huhn, Rind und weißen Fisch. Sie wird mit den übrig gebliebenen Orangen- oder Zitronenscheiben garniert und warm serviert.

5.1.9. Ketchup

2 oder mehr Portionen: je 1 Gemüse

113 kcal pro Portion

Rezeptvorschlag: Rinderhackbraten (S.65)

Zutaten

90 g Tomatenpaste

3 EL Apfelessig

1 EL frisch gepresster Zitronensaft

¼ TL Selleriesalz

½ TL Paprikapulver

¼ TL Senfpulver

1 Prise Muskatnuss, gerieben

1 Prise schwarzer Pfeffer

1/4 TL Zwiebelpulver

¼ TL Knoblauchpulver

Stevia

Zubereitung

Alle Zutaten miteinander vermischen. Zitronensaft, Essig oder Wasser hinzufügen, bis die gewünschte Konsistenz erreicht ist.

Tipp: Machen Sie mehr Portionen und füllen sie den Rest in Gläser, das spart Zeit.

5.1.10. Estragon-Essig

2 oder mehr Portionen

10 kcal pro Portion

Zutaten

120 ml Apfelessig

5 frische Estragon-Zweige

Salz und Pfeffer

Zubereitung

Den Estragon und den Apfelessig in ein Deckelglas geben den Estragon etwas mit einem Löffel quetschen, damit sich das Aroma schneller verbreitet. Eine Woche im Kühlschrank ziehen lassen, mit Pfeffer und Salz abschmecken und als Fischmarinade oder Dressing verwenden.

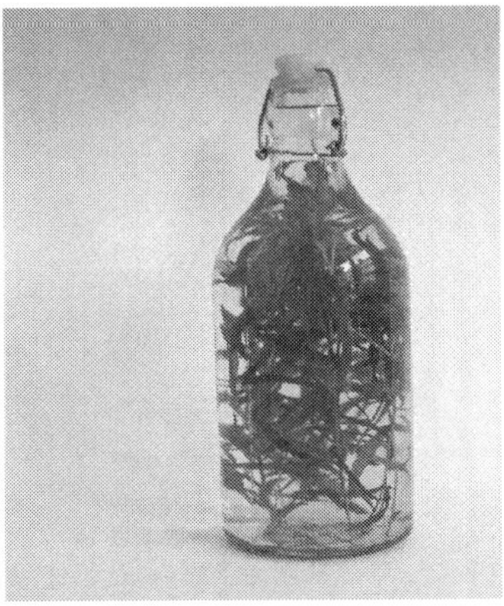

5.1.11. Marinara-Sauce

2 oder mehr Portionen: je 1 Gemüse

186 kcal pro Portion

Rezeptvorschlag: Italienischen Kalbsauflauf (S. 68), Gebackene italienische Fleischbällchen (S. 83)

Zutaten

4 große Tomaten

240 ml Gemüsebrühe

100 g Tomatenpaste

1 EL getrocknetes Basilikum

2 EL weiße Zwiebeln, gehackt

2 Knoblauchzehen, gehackt

1 TL getrockneter Oregano

1 Prise Majoran

Cayennepfeffer

Salz, Pfeffer

Zubereitung

Alle Zutaten in einem Mixer pürieren und 30-60 Minuten in einem Topf kochen. Mit Salz und Pfeffer abschmecken und nach und nach etwas Wasser hinzugeben, um die gewünschte Konsistenz zu erhalten.

5.1.12. Erdbeeren Vinaigrette

1 Portion: 1 Frucht

87 kcal pro Portion

Zutaten

8 mittelgroße Erdbeeren

1 EL Apfelessig

1 EL frisch gepresster Zitronensaft

Stevia

1 Prise Salz

1 Prise Cayennepfeffer

Frisch gemahlener schwarzer Pfeffer

Zubereitung

Alle Zutaten in einem Mixer pürieren und mit Stevia abschmecken. Über frischen Rucola oder Salat servieren.

Persönlicher Tipp: *Eignet sich auch sehr gut als Marinade oder Sauce für Hähnchen.*

5.1.13. Salsa-Sauce

1-2 Portionen: je 1 Gemüse

62 kcal pro Portion

Zutaten

200 g frische Tomaten, gehackt

3 EL Zitronensaft

2 Knoblauchzehen, zerdrückt und zerkleinert

2 EL Zwiebeln, fein gehackt

¼ TL Cayennepfeffer

1 Prise frisch gehackter Koriander

Salz, Pfeffer

Zubereitung

Alle Zutaten vermischen und in einem Mixer pürieren. Dann für 10 Minuten in den Kühlschrank stellen, damit sich die Aromen entfalten können.

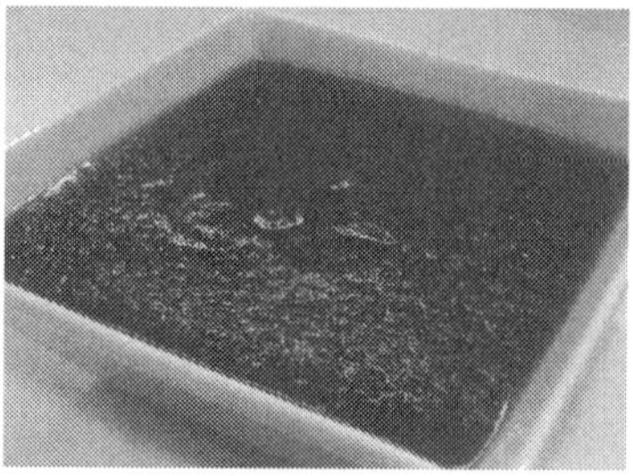

5.1.14. Muschel-Dip

4 Portionen: je 1 Protein, 1 Gemüse

120 kcal pro Portion

Zutaten

120 ml Soja-Joghurt

2 EL Zitronensaft

240 g weicher Tofu

15 g Schnittlauch

½ TL frisch gemahlener schwarzer Pfeffer

¼ TL koscheres Salz

500 g Muscheln aus der Dose, gehackte und entwässert

60 ml Muschelsaft

2 Fenchelknollen, getrimmt und in mundgerechte Keile geschnitten

240 g Mini-Paprika, in Längsrichtung geviertelt

Zubereitung

Soja-Joghurt, Muschelsaft, Zitronensaft, Tofu in eine mittelgroße Schale geben und mit einem Mixer auf mittlerer Stufe gründlich verrühren. Anschließend Schnittlauch, schwarzen Pfeffer, Salz und Muscheln unterrühren. Nochmals mit Salz und Pfeffer abschmecken und den Dip mit Fenschel und Paprika servieren.

5.2. Salate

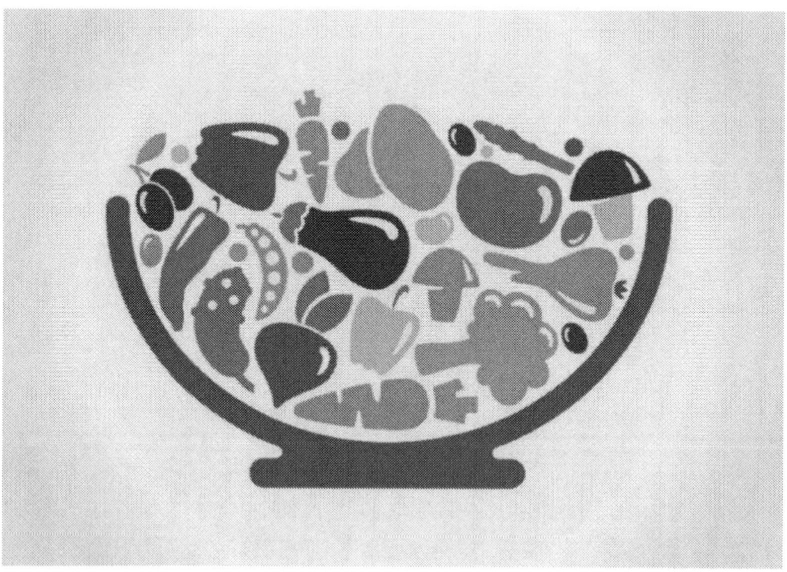

5.2.1. Grapefruit-Fenchelsalat

1 Portion: 1 Gemüse, 1 Obst

137 kcal pro Portion

Zutaten

½ Grapefruit

300 g Fenchelknolle

2 EL frisch gepresster Zitronensaft

Stevia

Zubereitung

Fenchel in feine Streifen schneiden und in ca. 10 Minuten garkochen. Dann die Grapefruit in kleine Würfel schneiden. Alle Zutaten in einer Schüssel miteinander vermengen und mit Stevia abschmecken.

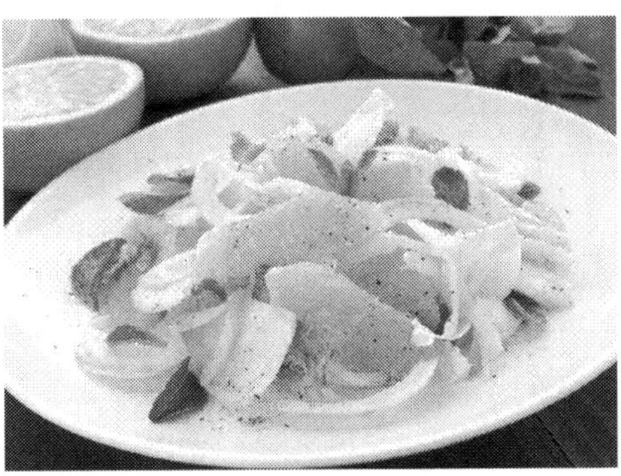

5.2.2. Orientalischer Hähnchensalat

1 Portion: 1 Protein, 1 Gemüse, 1 Obst

237 kcal pro Portion

Zutaten

100 g Hähnchenbrust

1 Apfel

300 g Stangensellerie

2 EL Zitronensaft

1 Prise Zimt

1 geriebene Muskatnuss

Kardamom

Salz, Pfeffer

Süßungsmittel (z.B. Stevia)

Zubereitung

Den Sellerie säubern und in feine Streifen schneiden. Apfel und Hähnchenbrust in Würfel schneiden. Die Hähnchenbrust in einer beschichteten Pfanne fettfrei anraten. Fleisch, Sellerie und Apfel in einer Schale vermischen und mit Süßungsmittel, Zitronensaft und den Gewürzen anmachen.Vor dem Servieren die Schüssel für 15-20 Minuten in den Kühlschrank stellen. Nach dieser Zeit hat der Salat sein Aroma entfaltet und kann kühl angerichtet werden.

5.2.3. Hummer- oder Krabbensalat

1 Portion: 1 Protein, 1 Gemüse

280 kcal pro Portion

Zutaten

100 g Hummer- oder Krabbenfleisch

1 Sellerie- oder Fenchelknolle

1 EL Zitronensaft (frisch gepresst)

1 TL Apfelessig oder Apfelweinessig

3 Frühlingszwiebeln

3 frische Estragon-Zweige

Salz

Schwarzer Pfeffer

Stevia

Zubereitung

Sellerie oder Fenchel schälen und in feine Scheiben schneiden oder raspeln. Den Hummer oder die Krabben in mundgerechte Würfel schneiden. Alle Zutaten miteinander in einer Schüssel vermischen. Die Estragon-Zweige zum Garnieren auf dem Salat verteilen. Vor dem Servieren die Schüssel für 15-20 Minuten in den Kühlschrank stellen. Nach dieser Zeit hat der Salat sein Aroma entfaltet und kann kühl angerichtet werden.

Persönlicher Tipp: *Der Salat kann zusätzlich auf Rucola- oder Eisbergsalat serviert werden, schmeckt aber auch so lecker.*

5.2.4. Fenchel-Orangensalat

1 Portion: 1 Gemüse, 1 Obst

69,9 kcal pro Portion

Zutaten

50 g Orangen

150 g Fenchelknolle

2 TL Zitronensaft

1 TL Weißweinessig

1 Msp. Chiliflocken

Salz

Pfeffer

Zubereitung

Die Orangen schälen und in Würfel schneiden. Den Fenchel putzen, halbieren und den Strunk herausschneiden. Die Knolle in dünne Scheiben schneiden. Den Fenchel kann man roh oder gedämpft verwenden (je nach Belieben). Zitronensaft, Essig, Chili und Orangen in die Schüssel hinzugeben und mischen und Salz und Pfeffer abschmecken. Vor dem Servieren die Schüssel für 15-20 Minuten in den Kühlschrank stellen. Nach dieser Zeit hat der Salat sein Aroma entfaltet und kann kühl angerichtet werden.

5.2.5. Curry-Selleriesalat

1 Portion: 1 Gemüse, 1 Obst

188 kcal pro Portion

Zutaten

1 Apfel

1/2 Zwiebel

400 g Stangensellerie

4 EL frisch gepressten Zitronensaft

1 EL Apfelessig

1 TL Currypulver

Stevia, Salz, Pfeffer

Zubereitung

Die Zwiebel und den Apfel in kleine Stücken hacken und den Sellerie in feine Scheiben schneiden. Alles in eine Schüssel geben und mit flüssigen Zutaten und Gewürzen in vermengen und mit Salz und Pfeffer abschmecken.Vor dem Servieren die Schüssel für 15-20 Minuten in den Kühlschrank stellen. Nach dieser Zeit hat der Salat sein Aroma entfaltet und kann kühl angerichtet werden.

5.2.6. Indischer Hähnchensalat

4 Portionen: je 1 Protein, 1 Gemüse

166 kcal pro Portion

Zutaten

400 g Hähnchenbrustscheiben

2 EL Tanduri Masala Pulver

1 Bund Koriander, Stiele gehackt und Blätter abgetrennt

1 Limette, davon der Saft und die griebene Schale

1 EL Estragonessig

100 ml Wasser

2 TL Mangochutney

2 Salatgurken, längs gehobelt

300 g Babyspinat-Blätter

1 kleine rote Zwiebel, in dünne Ringe geschnitten

4 Scheiben Melba-Toast

Salz

Pfeffer

Zubereitung

Die Hähnchenbrust großzügig mit dem Tanduri Masala Pulver einreiben. Dann die Hähnchenbrustscheiben in einer Pfanne bei mittlerer Hitze für 3-5 Minuten von jeder Seite braten, bis sie durch sind. Wenn sie fertig sind, werden sie in Streifen geschnitten. Für das Dressing, die Korianderstile mit der Limettenschale und dem Limettensaft vermischen. Anschließend Wasser, Estragonessig und Mango-Chutney unterrühren und mit Salz und Pfeffer abschmecken. Babyspinat mit der Zwiebel und der Salatgurke vermengen und den Salat auf einem Teller anrichten. Die Hähnchenbruststreifen untermischen und das Salatdressing über den Salat rieseln, mit den Korianderblättern garnieren und servieren.

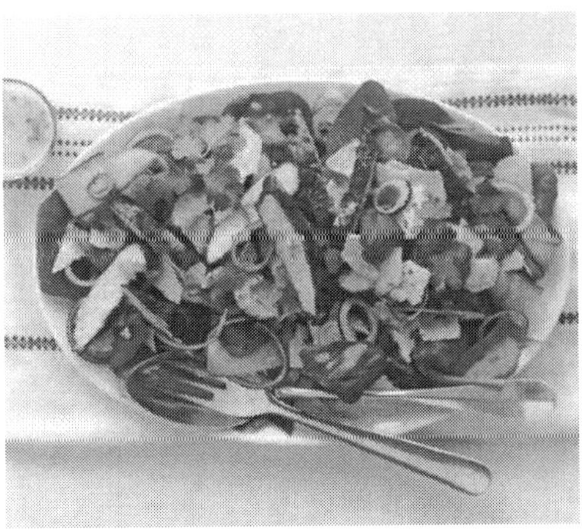

5.2.7. Thailändischer Gurkensalat

1 Portion: 1 Gemüse

85 kcal pro Portion

Zutaten

1 Gurke

2 EL frisch gepresster Zitronensaft

100 ml Gemüsebrühe

1 Frühlingszwiebel

1 Knoblauchzehe

1 Basilikumblatt

3 Korianderblätter

1 Prise Chili (Flocken)

Stevia

Salz, Pfeffer

Zubereitung

Die Gurke raspeln, die Knoblauchzehe und die Frühlingszwiebel in feine Stückchen zerhacken. Basilikum und Korianderblätter ebenfalls zerhacken. Nun alle Zutaten in einer Schüssel vermengen und abschmecken. Vor dem Servieren die Schüssel für 15-20 Minuten in den Kühlschrank stellen. Nach dieser Zeit hat der Salat sein Aroma entfaltet und kann kühl angerichtet werden.

5.2.8. Chinesischer Hähnchensalat

1 Portion: 1 Protein, 1 Gemüse

229 kcal pro Portion

Zutaten

100 g Hähnchenbrust

400 g Weißkohl

2 EL Weißweinessig

4 EL frisch gepresster Zitronensaft

½ weiße Zwiebel

1 Knoblauchzehe

frischer Ingwer

1 TL Chili (Flocken oder Pulver)

Stevia (Pulver oder Tropfen)

Salz und Pfeffer

Zubereitung

Zwiebeln und Knoblauch fein hacken. Die Hähnchenbrust mit Salz und Pfeffer würzen und in einer beschichteten Pfanne auf mittlerer Hitze im Zitronensaft mit den Zwiebeln und dem Knoblauch durchbraten. Danach die Hähnchenbrust in Streifen schneiden. Den Weißkohl kleinschneiden und ca. 8 Minuten kochen, sodass er etwas weich wird. Hähnchen mit dem Weißkraut, dem Chilipulver und dem Weißweinessig in einer Schüssel vermengen. Den Salat mit frisch gehobeltem Ingwer, Stevia, Salz und Pfeffer abschmecken. Der Spargel kann warm oder kalt serviert werden.

5.2.9. Spargelsalat

1 Portion: 1 Gemüse

228 kcal pro Portion

Zutaten

8 Spargelstangen (grün oder weiß)

4 TL frisch gepresster Zitronensaft

¼ Bund frische Petersilie

4 EL Kapernsaft

½ rote Zwiebel

Salz, Pfeffer

Zubereitung

Den Spargel waschen und schälen und ca. 30 Minuten dämpfen, bis er weich ist. Die Zwiebel und die Petersilie fein hacken und mit dem Zitronensaft und Kapernsaft in ein Schälchen geben. Die Marinade nun mit Salz und Pfeffer würzen. Wenn der Spargel fertig, auf einen geeigneten Teller legen und die Marinade darüber geben. Der Spargel kann warm oder kalt serviert werden.

5.2.10. Pikanter Krabbensalat

1 Portion: 1 Protein, 1 Gemüse

188 kcal pro Portion

Zutaten

100 g Krabben

1 Bund Stangensellerie

1 EL frisch gepresster Zitronensaft

2 TL Apfelessig

½ rote Zwiebel

½ EL Knoblauchpulver

1 Prise Cayennepfeffer

Salz

Zubereitung

Die Krabben in mittelgroße Stücke zerteilen. Dann dämpfen bis das Fleisch zart ist. Den Sellerie in feine Scheiben schneiden. Die Zwiebel fein hacken und mit den flüssigen Zutaten und Gewürzen vermischen. Alles in einer Schüssel miteinander verrühren und mit Salz und Pfeffer abschmecken. Vor dem Servieren die Schüssel für 15-20 Minuten in den Kühlschrank stellen. Nach dieser Zeit hat der Salat sein Aroma entfaltet und kann kühl angerichtet werden.

5.2.11. Süßer Apfel-Hähnchensalat

1 Portion: 1 Protein, 1 Gemüse, 1 Obst

268 kcal pro Portion

Zutaten

100 g Hähnchenfilet

1 Apfel

200 g Stangensellerie

350 ml Gemüsebrühe

3 EL frisch gepresster Zitronensaft

1 Prise Zimt

1 Prise geriebene Muskatnuss

Stevia, Salz, Pfeffer

Zubereitung

Die Hähnchenbrust in kleine Streifen schneiden anschließend in Gemüsebrühe kochen, bis das Fleisch gar ist. Sellerie und Apfel in feine Streifen schneiden. Alle Zutaten in einer Schüssel miteinander vermengen und mit Stevia (reichlich), Zimt, Salz und Pfeffer abschmecken. Vor dem Servieren die Schüssel für 15-20 Minuten in den Kühlschrank stellen. Nach dieser Zeit hat der Salat sein Aroma entfaltet und kann kühl angerichtet werden.

5.2.12. Tomaten-Hähnchensalat

1 Portion: 1 Protein, 1 Gemüse

248 kcal pro Portion

Zutaten

100 g Hähnchenfilet

4 EL frisch gepresster Orangensaft

250 g Eisbergsalat

6 Tomaten

1 rote Zwiebel

Salz

Pfeffer

Zubereitung

Das Hähnchen mit Salz und Pfeffer würzen und in einer beschichteten Pfanne mit dem Orangensaft durchbraten. Aus dem Salat die Blätter heraustrennen und die Tomaten vierteln. Die Zwiebel in Ringe schneiden. Die Blätter auf einem Teller gleichmäßig verteilen und die Tomaten oben darauf. Auf Tomaten werde die Zwiebelringe gelegt. Den Salat von oben mit Salz und groben schwarzen Pfeffer würzen. Der Salat wird mit dem Hähnchenfilet serviert.

5.2.13. Fenchelsalat mit Apfelstückchen

1 Portion: 1 Gemüse, 1 Obst

103 kcal pro Portion

Zutaten

1 Apfel

1 Fenchelknolle

2 EL frisch gepresster Zitronensaft

1 EL Apfelessig

½ rote Zwiebel

1 Priese Kurkuma

Salz, Pfeffer, Stevia

Zubereitung

Den Fenchel in mundgerechte Stücke teilen und dämpfen bis er zart ist. Danach mit Kurkuma, Essig und Zitronensaft in einer Schüssel vermengen. Zwiebel und Apfel fein hacken und hinzugeben. Mit Salz, Pfeffer und Stevia abschmecken. Vor dem Servieren die Schüssel für 15-20 Minuten in den Kühlschrank stellen. Nach dieser Zeit hat der Salat sein Aroma entfaltet und kann kühl angerichtet werden.

5.2.14. Gurken- und Erdbeersalat

1 Portion: 1 Gemüse, 1 Obst

95 kcal pro Portion

Zutaten

1 Gurke

5 Erdbeeren

Stevia (Pulver oder Tropfen)

Salz, Pfeffer (weiß)

1 EL Apfelessig

1 EL frisch gepresster Zitronensaft

Salatblätter nach Wahl

Dip nach Wahl, bei Beadarf

Zubereitung

Die Gurke und die Erdbeeren in kleine Scheiben schneiden und mit dem Essig und Zitronensaft in einer Schüssel vermengen. Den Salat mit Salz, Pfeffer und Stevia abschmecken. Die Salatblätter auf einen tiefen Teller legen und die Erdbeeren- und Gurkenscheiben darauf legen. Vor dem Servieren die Schüssel für 15-20 Minuten in den Kühlschrank stellen. Nach dieser Zeit hat der Salat sein Aroma entfaltet und kann kühl mit einem Dip nach Wahl angerichtet werden.

5.3.Suppen

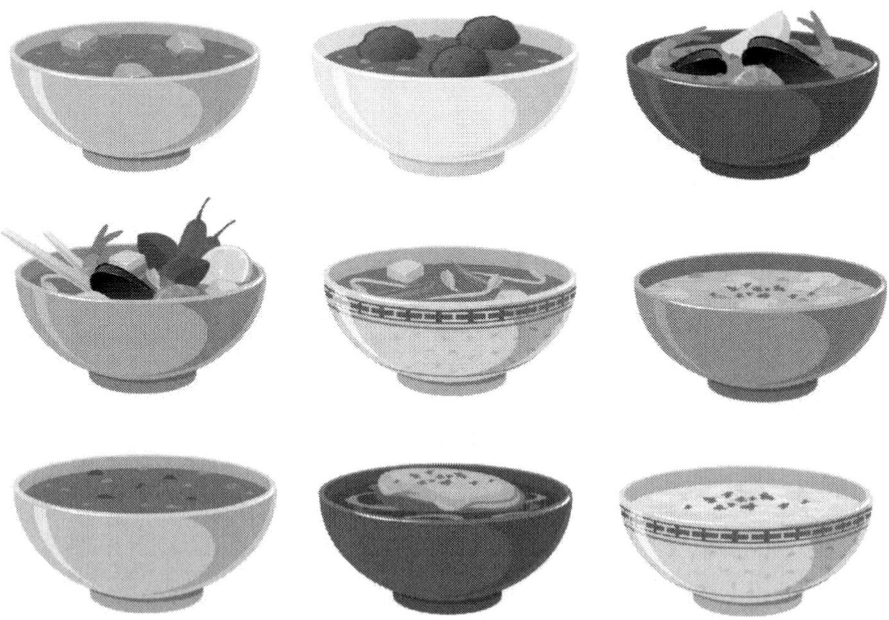

5.3.1. Süße Erdbeerensuppe

1 Portion: 1 Obst

85 kcal pro Portion

Zutaten

6-7 mittlere Erdbeeren

2 EL frisch gepresster Zitronensaft

60 ml Wasser

1 Tüte Vanillepulver

Stevia (Pulver oder Tropfen)

1 Prise Zimt

Zubereitung

Alle Zutaten pürieren und anschließend in einem kleinem Topf 3-5 Minuten kochen. Danach heiß oder kalt servieren.

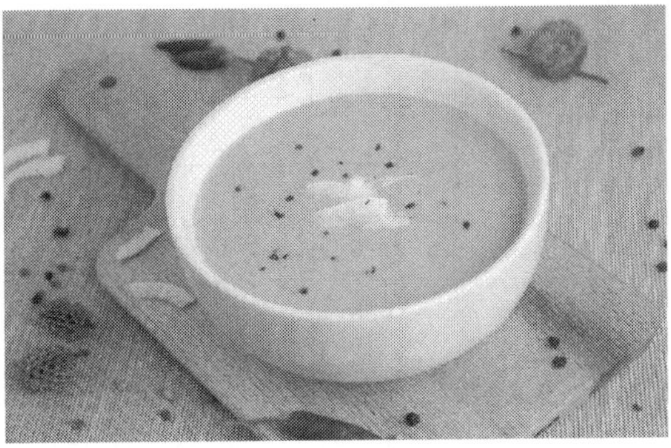

5.3.2. Rindfleisch-Gemüse-Suppe

1 Portion: 1 Protein, 1 Gemüse

235 kcal pro Portion

Zutaten

100 g mageres Bratenfleisch

¼ Bund Petersilie

400 g Stangensellerie

500 ml Rinder- oder Gemüsebrühe

1 EL rote Zwiebeln, gehackt

1 Knoblauchzehe, zerdrückt und zerkleinert

1 Lorbeerblatt. gehackt

¼ TL getrocknetes Basilikum

¼ TL getrockneter Oregano

1 Prise Thymian

1 Prise Paprika

1 Prise Chilipulver

Salz, Pfeffer

Zubereitung

Das Rindfleisch in Würfel und den Sellerie in feine Streifen schneiden. Alle Zutaten in einem Topf bei mittlerer Hitze 20-30 Minuten kochen lassen. Mit frisch gehackter Petersilie servieren.

5.3.3. Creole Gumbo

1 Portion: 1 Protein, 1 Gemüse

246 kcal pro Portion

Zutaten

100 g Shrimps oder Hähnchen nach Belieben, in Würfel geschnitten

500 ml Gemüsebrühe

¼ Bund Petersilie

1 EL Weißweinessig

5 Tomaten, gehackt

3 EL Tomatenmark

2 EL Frühlingszwiebeln, gehackt

2 Knoblauchzehen, zerdrückt und zerkleinert

1 Spritzer Worcester-Sauce

Cayennepfeffer

Salz

Zubereitung

Die Shrimps oder das Hähnchen in einem Topf mit Zwiebeln anbraten. Tomaten, Tomatenmark und Brühe hinzugeben und 5 Minuten köcheln lassen. Alle anderen Zutaten hinzugeben und weitere 5 Minuten köcheln lassen. Mit Salz und Pfeffer abschmecken und mit Petersilie servieren.

5.3.4. Chili

1 Portion: 1 Protein, 1 Gemüse

189 kcal pro Portion

Zutaten

8 Basilikumblätter

100 g mageres Rinderhack (weniger als 7% Fett)

200 g Tomaten, gehackt

120 ml Wasser

1 EL weiße Zwiebeln, gehackt

2 Knoblauchzehen, zerdrückt und zerkleinert

1 Prise Knoblauchpulver

1 Prise Zwiebelpulver

¼ TL Chilipulver

1 Prise Oregano

Salz, Cayennepfeffer

Zubereitung

Hackfleisch mit Zwiebeln und Knoblauch in einer kleinen Pfanne anbraten. Wenn das Fleisch leicht bräunlich ist, Wasser und Tomaten einrühren. Gewürze hinzufügen und köcheln lassen, bis sich die Flüssigkeit langsam reduziert.Mit Salz und Pfeffer abschmecken und zum Servieren mit Basilikumblättern garnieren.

5.3.5. Fleischbällchensuppe

1 Portion: 1 Gemüse, 1 Melba-Toast

206 kcal pro Portion

Zutaten

Fleischbällchen:

100 g Hähnchenbrust

1 TL weiße Zwiebel, gehackt

1 Knoblauchzehe, zerdrückt und zerkleinert

1 Prise Salbei

1 Prise Thymian

1 Prise Zwiebelpulver

1 Prise Knoblauchpulver

1 Scheibe Melba-Toast, zerbröselt

Brühe:

500 ml Hühnerbrühe

2 EL Apfelessig

400 g Knollensellerie

1 EL weiße Zwiebel, gehackt

2 Knoblauchzehen, zerdrückt und zerkleinert

1 Lorbeerblatt, gehackt

Cayennepfeffer, Salz

Zubereitung

Das Hähnchen in einem Reißwolf zermalmen und mit den anderen Zutaten zu kleinen Fleischbällchen formen. Kurz mit Zitronensaft scharf anbraten in einer beschichteten Pfanne. Alle Zutaten für die Brühe in einem Topf mindestens 30 Minuten kochen. Fleischbällchen in die Brühe geben und 5-10 Minuten bei mittlerer Hitze köcheln lassen.

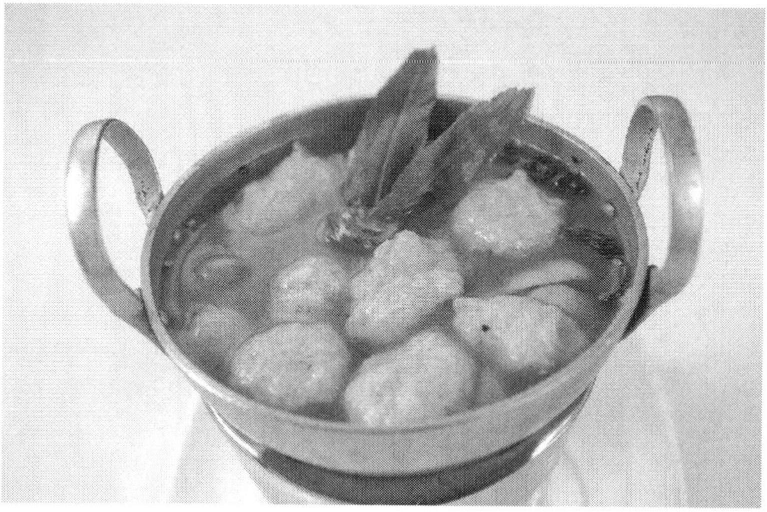

5.3.6. Geflügelbouillon

Mehrere Portionen: Protein, Gemüse

595 kcal pro Portion

Zutaten

300 g Hähnchenbrust

1 Kg Knollensellerie, in Scheiben geschnitten

2,5 Liter oder mehr Wasser

½ große Zwiebel, gehackt

5 Knoblauchzehen, in Scheiben geschnitten

1 Lorbeerblatt

Salz

Pfeffer

Zubereitung

Alle Zutaten in einen großen Suppentopf geben und mit Wasser leicht bedecken. Wasser zum Kochen bringen, dann die Hitze reduzieren und 4 Stunden gemächlich bei geschlossenem Deckel köcheln lassen. Danach das Gemüse und das Fleisch aus der Brühe entfernen. Für eine klare Brühe ein Sieb verwenden und das Fett mit einer Fett-Trenn-Kanne rausziehen. Die Brühe ist sehr gut zum Einwecken und als Basis von Suppen geeignet.

Persönlicher Tipp: *Verwenden Sie das übrige Hähnchen für einen leckeren Hähnchensalat.*

5.3.7. Gemüsebouillon

Mehrere Portionen: Gemüse

237 kcal pro Portion

Zutaten

2,5 Liter mehr Wasser

½ große Zwiebel, gehackt

1 kg Stangensellerie, in Stücke geschnitten

10 Knoblauchzehen, gehackt

2 Lorbeerblätter

1 TL Paprikapulver

1 TL Knoblauchpulver

1 TL Basilikum

1 TL Thymian

Salz, Pfeffer

Zubereitung

Alle Zutaten in einem großen Suppentopf geben und mit Wasser leicht bedecken. Wasser zum Kochen bringen, dann die Hitze reduzieren und 4 Stunden gemächlich bei geschlossenem Deckel köcheln lassen. Danach das Gemüse aus dem Topf sieben und abkühlen lassen und mit Salz und Pfeffer abschmecken. Die Brühe ist sehr gut zum Einwecken und als Basis von Suppen geeignet.

5.3.8. Tomaten-Basilikum-Suppe

1 Portion: 1 Gemüse

123 kcal pro Portion

Zutaten

500 ml Hühner- oder Gemüsebrühe

5 Tomaten

4-6 Blätter frischer Basilikum

1-2 Knoblauchzehen

½ kleine rote Zwiebel

1 TL Knoblauchpulver

1 Prise Majoran

Salz

Frisch gemahlener schwarzer Pfeffer

Zubereitung

Alle Zutaten in einem Mixer pürieren. Anschließen in einem Topf 20-30 Minuten köcheln lassen. Mit Salz und Pfeffer abschmecken und mit Basilikum garnieren.

5.3.9. Selleriesuppe

1 Portion: 1 Gemüse

115 kcal pro Portion

Zutaten

500 g Stangensellerie, in Scheiben geschnitten

500 ml Geflügelbrühe

¼ TL Thymian

1 Lorbeerblatt

¼ TL getrocknetes Basilikum

Salz, Pfeffer

Zubereitung

Den Sellerie kochen, bis er weich ist. Nun den Sellerie mit den anderen Zutaten in einem Küchenmixer pürieren. In einem Suppentopf 20-30 Minuten köcheln lassen und mit Salz und Pfeffer abschmecken.

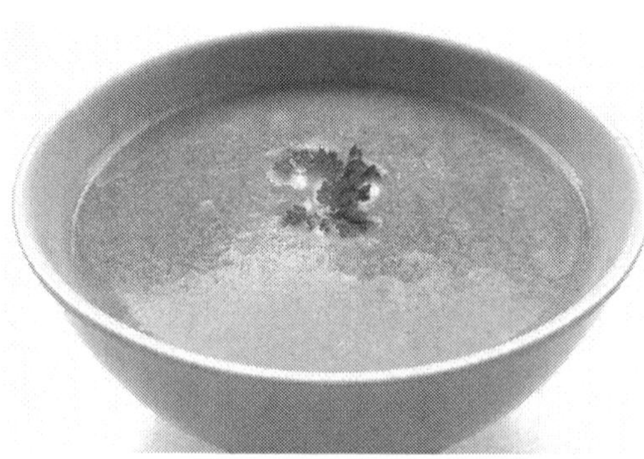

5.3.10. Fenchelsuppe

1 Portion: 1 Gemüse

102 kcal pro Portion

Zutaten

300 g Fenchelknolle, in Streifen geschnitten und gehackt

1 Zitrone, halbiert

500 ml Gemüsebrühe

1 EL weiße Zwiebeln, gehackt

¼ TL Piment Gewürzmischung

Salz, Pfeffer

Zubereitung

Alle Zutaten in einem großen Suppentopf geben und 20 Minuten köcheln lassen. Anschließende die gekochten Zutaten mit dem Mixer feinpürieren. Warm servieren und mit gehackten Fenchelzweigen garnieren.

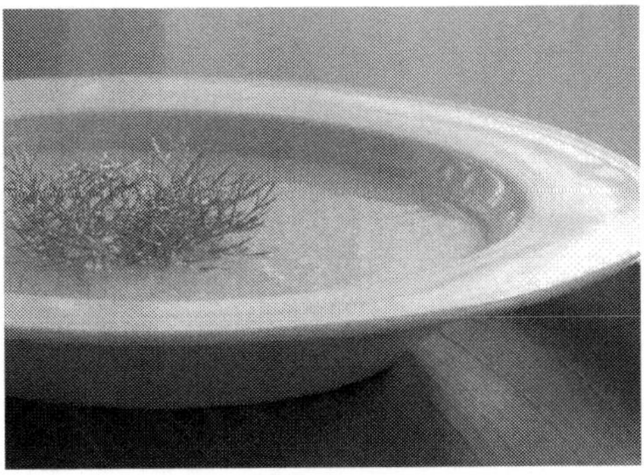

5.3.11. Scharfe Hühnersuppe

1 Portion: 1 Protein

124 kcal pro Portion

Zutaten

100 g Hähnchenbrust, in Würfel geschnitten

250 ml Geflügelbrühe

250 ml Wasser

4 EL Apfelessig

½ Zitrone geviertelt mit Schale

1 Knoblauchzehe, zerdrückt und zerkleinert

2 EL weiße Zwiebel, gehackt

Cayennepfeffer

1 Prise Chili (Pulver oder Flocken)

Salz

Zubereitung

Die Zitrone für 5 Minuten in Wasser kochen. Zitrone herausnehmen und Schale entfernen. Alle anderen Zutaten hinzufügen und köcheln lassen, bis das Fleisch gar ist. Mit Salz und Pfeffer abschmecken und servieren.

5.3.12. Spargelsuppe

1 Portion: 1 Gemüse

141 kcal pro Portion

Zutaten

6 Stangen Spargel

500 ml Gemüsebrühe

2 TL weiße Zwiebeln, gehackt

¼ TL Thymian

¼ TL Knoblauchpulver

¼ TL Zwiebelpulver

1 Lorbeerblatt

1 EL Wasser

Salz

Pfeffer

Zubereitung

Die hölzernen Stellen beim Spargel entfernen. Den Spargel dämpfen oder kochen, bis er weich ist. Alle Zutaten in mit einem Küchenmixer pürieren und anschließend in einem Suppentopf 10-15 Minuten köcheln lassen. Mit Salz und Pfeffer abschmecken und warm servieren.

5.3.13. Iranische Gemüsesuppe

1 Portion: 1 Gemüse

152 kcal pro Portion

Zutaten

500 ml Gemüsebrühe

6 Tomaten oder 1 Bund Stangensellerie, gehackt

250 g Tomatensauce oder 80 g Tomatenmark (weglassen bei Sellerie)

1 Knoblauchzehe, gedrückt und zerkleinert

1 EL rote Zwiebeln, gehackt

1 Msp. Ingwer, gehobelt

1 Msp. Kreuzkümmel

Salz und Pfeffer

Frische Petersilie oder Koriander

Zubereitung

Alle Zutaten in einem Suppenkochtopf geben und 20-30 Minuten köcheln, bis das Gemüse weich ist. Mit Salz und Pfeffer abschmecken und mit Petersilie oder Koriander servieren.

5.3.14. Französische Zwiebelsuppe

1 Portion: je 1 Gemüse, 1 Melba-Toast

37 kcal pro Portion

Zutaten

500 ml Rinderbrühe

1 Scheibe Melba-Toast, zerbröckelt

1 TL Worcester-Sauce

1 EL frisch gepresster Zitronensaft

2 weiße Zwiebeln, in feinen Ringen

1 Knoblauchzehe, zerdrückt und zerkleinert

Stevia

Salz,

Pfeffer

Zubereitung

Die Zwiebeln mit dem Knoblauch in einer Pfanne anbraten. Alle anderen Zutaten hinzugeben und 20-30 Minuten bei mittlerer Hitze köcheln lassen. Mit Salz, Pfeffer und Stevia abschmecken und mit Melba-Toast warm servieren.

5.3.15. Hausgemachte Gemüsesuppe

6 Portionen: je 1 Gemüse

115 kcal pro Portion

Zutaten

2 EL Zitronensaft

½ große Zwiebel, gehackt

3 Knoblauchzehen, zerquetscht

2 Stangen Sellerie, in Würfel geschnitten

500 g gemischtes und gehacktes Gemüse ihre Wahl, in Würfel geschnitten (Blumenkohl oder Zucchini passt sehr gut)

½ TL Salz

½ TL Pfeffer

½ TL Knoblauchpulver

1 TL Thymian

1 TL Oregano

1 Lorbeerblatt

2 Liter Wasser

2 Liter Gemüsebrühe

400 g Tomaten, in Würfel geschnitten

Zubereitung

Den Zitronensaft in einem großen Suppentopf erhitzen und unter Rühren die Zwiebel, den Knoblauch und den Sellerie darin anbraten, bis die Zwiebel weich ist. Dann das restliche Gemüse hinzugeben und für weitere 2 Minuten braten. Nun das Gemüse mit Salz, Knoblauchpulver, Thymian und Oregano würzen. Anschließend Wasser, Gemüsebrühe das Lorbeerblatt hinzugeben und zum Kochen bringen. Nach 5 Minuten, die Tomaten unterrühren und für weitere 10-12 MInuten köcheln, bis das Gemüse zart ist. Dann nochmals mit Salz und Pfeffer abschmecken, das Lorbeerblatt entfernen und warm servieren.

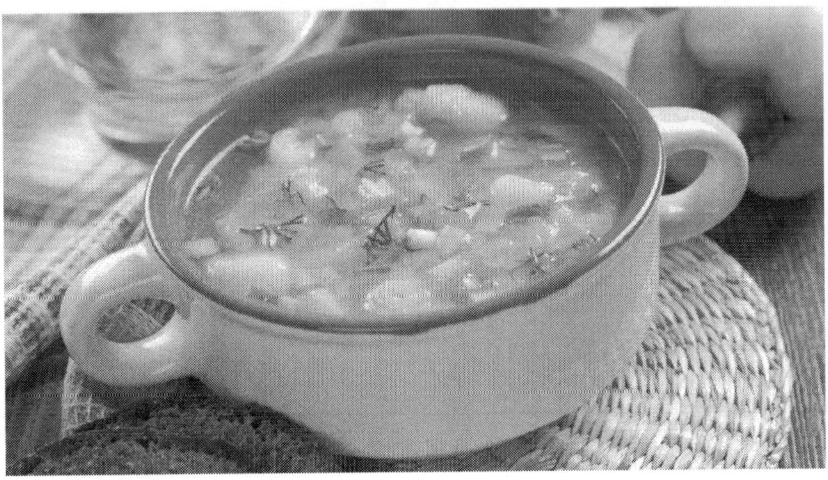

5.4. Rindfleischgerichte

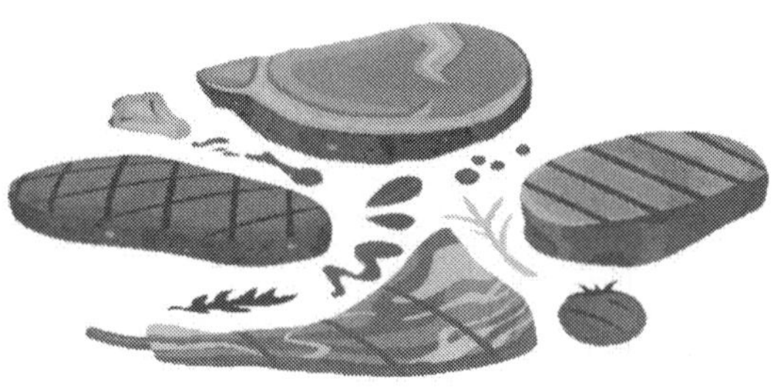

5.4.1. Schmorbraten

1 Portion: 1 Protein, 1 Gemüse

258 kcal pro Portion

Zutaten

100 g Rinderschulterbraten

3 Stangen Sellerie, in Scheiben geschnitten

5 Knoblauchzehen, gehackt

½ weiße Zwiebel, gehackt

1 EL Paprikapulver

Sal, Cayennepfeffer

Zubereitung

Alle Gewürze in einer Schale miteinander vermischen. Das Rindfleisch großzügig salzen und die Gewürzmischung auf beiden Seiten in das Fleisch einreiben. Die Rinderbrust in einen mittelgroßen Kochtopf geben und mit Sellerie bedecken. Knoblauch und Zwiebel hinzugeben. Topf zur Hälfte mit Wasser füllen und 30 Minuten kochen. Hitze reduzieren und 6-8 Stunden köcheln lassen bis das Fleisch schön zart ist, dabei das Fleisch in regelmäßigen Abständen wenden. Im Laufe der Zeit abschmecken und nachwürzen. Am Ende die Flüssigkeit durch ein Sieb abgießen, so dass nur noch das Fleisch und der Sellerie übrig ist.

Persönlicher Tipp: *Schöpfen Sie das Fett ab und heben Sie die Flüssigkeit auf, denn sie ist gut als Medium für weitere Saucen geeignet! Außerdem können Sie mehr Rindfleisch für mehrere Proteinportionen (z.B. 600 g) verwenden und den Rest einfach einfrieren, das spart Zeit. Der Sellerie ist auch sehr gut für eine Gemüsesuppe geeignet.*

5.4.2. Fajitas

1 Portion: 1 Protein, 1 Gemüse

253 kcal pro Portion

Zutaten

100 g mageres Rind- oder Lammfleisch, in Scheiben geschnitten

1 Scheibe Tortilla

5 Tomaten, gehackt

1 weiße Zwiebel, in feine Streifen geschnitten

1 Knoblauchzehe, zerdrückt und zerkleinert

3 TL frisch gepresster Zitronensaft

1/8 TL Oregano

1 Prise Chilipulver

Salz, Pfeffer

Zubereitung

Das Fleisch salzen, pfeffern und im Zitronensaft wälzen. Die Gewürze miteinander vermengen und als Marinade verwenden. Nun das Fleisch mit Zwiebel und Knoblauch in einer beschichteten Pfanne durchbraten. Tomaten hinzufügen und 5 köcheln lassen, ggf. nachwürzen. Den Pfanneninhalt in eine im Ofen oder Mikrowelle erwärmte Scheibe Tortilla einwickeln und auf einem Salatblatt warm servieren.

5.4.3. Rinderhackbraten

1 Portion: 1 Protein, 1 Gemüse, 1 Melba-Toast

267 kcal pro Portion

Rezeptvorschlag: Ketchup (S. 22)

Zutaten

100 g mageres Rinderhack

1 Scheibe Melba-Toast

1 Portion Ketchup

1 EL weiße Zwiebeln, gehackt

1 Knoblauchzehe

¼ TL Paprikapulver

Cayennepfeffer

Salz

Zubereitung

Das Melba-Toast zu feinem Pulver zermalmen und mit Hackfleisch, Zwiebeln und Knoblauch vermengen. Mit Salz und Pfeffer abschmecken. Das Hackfleisch in eine kleine Auflaufform geben und mit dem selbst gemachten Ketchup übergießen. Bei 180 °C für 15-20 Minuten im Backofen bei Umluft backen und warm servieren.

5.4.4. Rinderfilet mit Sellerie

1 Portion: 1 Protein, 1 Gemüse

236 kcal pro Portion

Zutaten

100 g mageres Rinderfilet

2 Tomaten, geviertelt

300 g Stangensellerie, in feine Scheiben geschnitten

1 EL Knoblauchpulver

1 EL Zwiebelpulver

1 EL Paprikapulver

½ kleine weiße Zwiebel, gehackt

5 Knoblauchzehen, zerdrückt und zerkleinert

1 Prise Chilipulver

Cayennepfeffer

Salz

Zubereitung

Alle Gewürze in einer Schale miteinander vermischen. Das Rindfleisch großzügig salzen und die Gewürzmischung auf beiden Seiten in das Fleisch einreiben. Die Rinderbrust in einen mittelgroßen Kochtopf geben und mit Sellerie bedecken. Topf zur Hälfte mit Wasser füllen und 30 Minuten kochen. Hitze reduzieren und 6-8 Stunden langsam köcheln lassen, dabei das Fleisch in regelmäßigen Abständen wenden. Im Laufe der Zeit abschmecken und nachwürzen. Am Ende die Flüssigkeit durch ein Sieb abgießen, so dass nur noch Das Fleisch und der Sellerie übrig ist. Das Fleisch mit dem Selleriegemüse, Tomaten und Meerrettichsauce servieren.

Persönlicher Tipp:

Schöpfen Sie das Fett ab und heben Sie die Flüssigkeit auf, denn sie ist gut als Medium für weitere Saucen geeignet! Außerdem können Sie mehr Rindfleisch für mehrere Proteinportionen (z.B. 600 g) verwenden und Sie den Rest einfach einfrieren, das spart Zeit.

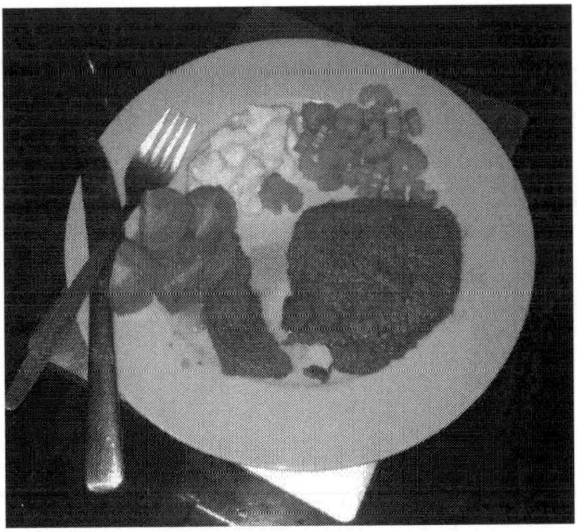

5.4.5. Italienischer Kalbsauflauf

1 Portion: 1 Protein, 1 Gemüse, 1 Melba-Toast

Rezeptvorschlag: Marinara-Sauce (S. 24)

Zutaten

100 g Kalbschnitzel

1 Scheibe Melba-Toast

½ Zitrone

1 Portion Marinara-Sauce

1 EL weiße Zwiebel, fein gehackt

¼ Bund frische Petersilie, 4 Blätter frischer Basilikum

1 Knoblauchzehe, zerdrückt und zerkleinert

¼ TL getrocknetes Basilikum, 1 Msp. getrockneter Oregano

1 Prise Majoran

Salz, Pfeffer

Zubereitung

Melba-Toast zerbröseln, mit Knoblauch, Zwiebel und getrockneten Gewürzen vermengen. Das Schnitzel in Zitronensaft dippen und mit der Melba-Gewürzmischung marinieren. Das Schnitzel in eine kleine Auflaufform geben, mit Marinara-Sauce überdecken und im Ofen bei 180 °C für 20 Minuten backen. Den Auflauf mit Basilikum, Petersilie und der übrigen Gewürzmischung garnieren, mit Salz und Pfeffer abschmecken und servieren.

5.4.6. Rindergulasch

1 Portion: 1 Protein, 1 Gemüse

242 kcal pro Portion

Zutaten

100 g Rindergulasch

¼ Bund Petersilie, gehackt

240 ml Rinderbrühe

3 EL Tomatenpaste

1 EL rote Zwiebel, gehackt

1 Knoblauchzehe, zerdrückt und zerkleinert

1 Prise Thymian

1 Prise Majoran

Salz

Pfeffer

Zubereitung

Rindfleischwürfel mit Zwiebel und Knoblauch andünsten. Alle Zutaten in einen Topf geben und würzen. Langsam bei mittlerer Hitze 30 Minuten kochen, bis das Fleisch zart ist. Zusätzlich Wasser nach Bedarf hinzufügen, um die gewünschte Konsistenz zu erhalten. Mit Salz und Pfeffer abschmecken und mit Petersilie servieren.

5.4.7. Italienisches Kalbs-Picatta

1 Portion: 1 Protein, 1 Melba-Toast

213 kcal pro Portion

Zutaten

100 g Kalbsschnitzel

1 Scheibe Melba-Toast

1 Salatblatt (nach Belieben)

2 TL frische Blattpetersilie, gehackt

1 Zitrone, ausgepresst

60 ml Gemüsebrühe

2 EL Kapernsaft

1 TL Kapern

2 EL frisch gepresster Zitronensaft

1 Knoblauchzehe, zerdrückt und zerkleinert

1 Prise Paprika

1 Lorbeerblatt

Salz, Pfeffer

Zubereitung

Melba-Toast zerbröseln, mit Paprika, Salz und Pfeffer vermengen. Das Fleisch in Zitronensaft dippen und mit der Melba-Gewürzmischung marinieren. Die restliche Marinade mit dem Zitronensaft vermischen.

Schnitzel in einer Pfanne mit dem Saft bei hoher Stufe schnell und knackig braten. Das Kalbschnitzel herausnehmen. Die Pfanne mit der Gemüsebrühe ablöschen, Kapernsaft, Lorbeerblatt, Knoblauch und die ausgedrückte Zitrone in Scheiben geschnitten hinzugeben und 1-2 Minuten kochen. Die Sauce klar sieben und über das Kalbschnitzel gießen. Den Braten mit Petersile garnieren und mit Kapern servieren.

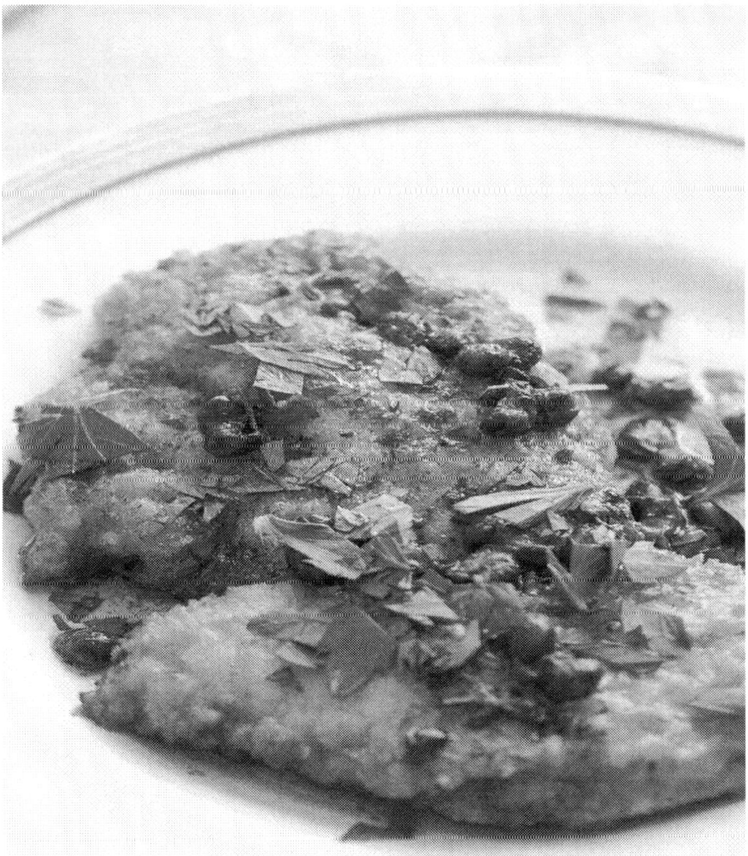

5.4.8. Hackfleisch-Tacos

1 Portion: 1 Protein, 1 Gemüse

254 kcal pro Portion

Zutaten

100 g mageres Rinderhack

1-2 Tacos

Buttersalat, Römersalat oder 5-6 Tomaten (optional)

1 EL Frühlingszwiebel, fein gehackt

1 Knoblauchzehe, zerdrückt und zerkleinert

1 Prise Knoblauchpulver

1 Prise Zwiebelpulver

1 Prise getrockneter Oregano

Cayennepfeffer

Salz

Frisch gemahlener schwarzer Pfeffer

Zubereitung

Das Hackfleisch in einer Pfanne scharf anbraten, bis es leicht bräunlich schimmert. Knoblauch, Frühlingszwiebel und Gewürze hinzugeben und mit etwas Wasser 5-10 Minuten köcheln lassen. Das Gemüse in mittelgroße Stücke zerkleinern. Tacos mit dem Hackfleisch füllen, Gemüse nach Wahl draufschichten und servieren.

5.4.9. Mongolisch: Rind mit Weißkohl

1 Portion: 1 Protein, 1 Gemüse

239 kcal pro Portion

Zutaten

100 g mageres Rinderfilet, in Streifen geschnitten

300 g Weißkohl, geschnitten in feine Streifen

120 ml Rinderbrühe

1 EL Apfelessig

3 EL Orangensaft

2 EL Zitronensaft

2 Knoblauchzehen, zerdrückt und zerkleinert

1 EL Frühlingszwiebeln, fein geschnitten

¼ TL Chilipulver

Salz, Pfeffer

Stevia

Zubereitung

Alle Zutaten in einen Wok geben und unter Rühren kochen, bis das Fleisch und der Kohl zart ist. Bei Bedarf Wasser hinzugeben, sodass nichts anbrennt. Vor dem Servieren mit Salz und Pfeffer abschmecken.

5.4.10. Florentiner Art: Kalbsschnitzel

1 Portion: 1 Protein, 1 Melba-Toast

244 kcal pro Portion

Zutaten

100 g Kalbskotelett

1 Scheibe Melba-Toast

300 g Blattspinat

240 ml Rinderbrühe

2 EL frisch gepresster Zitronensaft

1 Zitronenschiebe

2 Basilikumblätter, gerollt und geschnitten

1 Knoblauchzehe, zerdrückt und zerkleinert

1 EL rote Zwiebel, gehackt

1 Prise Zwiebelpulver

1 Prise Knoblauchpulver

1 Prise Paprika

Salz, Pfeffer

Zubereitung

Das Schnitzel flach knüppeln. Melba-Toast zerbröseln und mit Zitronensaft und trockenen Gewürzen vermengen. Dann das Schnitzel marinieren und bei hoher Stufe scharf anbraten, bis es leicht bräunlich schimmert und durch ist.

Kalbsschnitzel entfernen und auf einen Teller legen. Die Pfanne mit Gemüsebrühe ablöschen. Knoblauch, Zwiebeln, Basilikum und Spinat in die Flüssigkeit geben und circa 8 Minuten kochen, bis der Spinat ein dunkles Grün annimmt. Spinat entnehmen und neben das Kalbsschnitzel geben. Die Sauce in der Pfanne dosiert mit einem Löffel über dem Spinat verteilen. Den Spinat mit Salz und Pfeffer abschmecken. Mit einer Zitronenscheibe garnieren und sofort warm servieren.

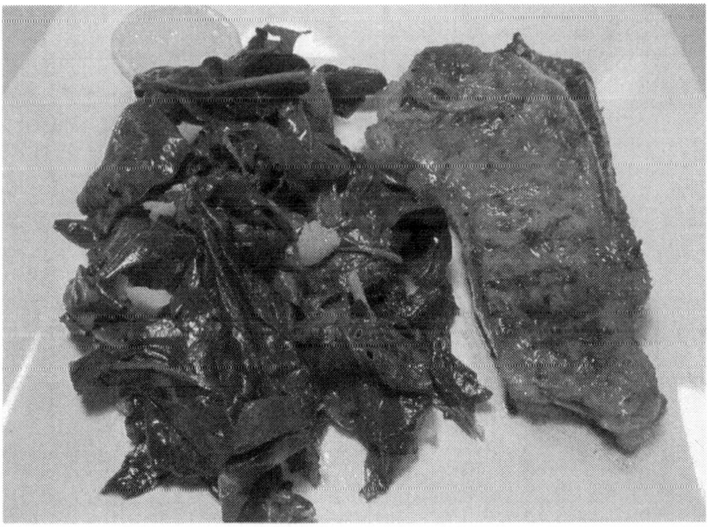

5.4.11. Pfefferkrustensteak

1 Portion: 1 Protein

210 kcal pro Portion

Zutaten

100 g magere Kalbsbrust

frisch gemahlener schwarzer Pfeffer

1 Prise Worcestershire-Sauce

Salz

Zubereitung

Das Fleisch zart klopfen, salzen und großzügig mit Pfeffer würzen. Das Steak bei hoher Stufe in einer Pfanne 3-5 Minuten braten und servieren.

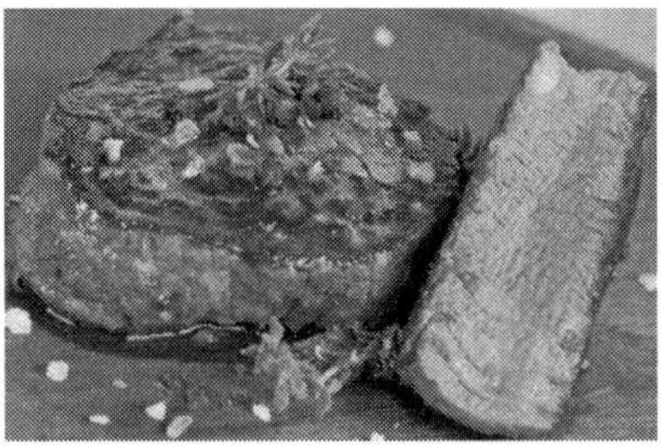

5.4.12. Rinderfrikadellen

1 Portion: 1 Protein

228 kcal pro Portion

Zutaten

100 g mageres Rinderhack (weniger als 7% Fett)

1 EL weiße Zwiebeln, gehackt

3 EL Orangensaft

1 Knoblauchzehe, gehackt

1 Prise Knoblauchpulver

1 Prise Zwiebelpulver

Cayennepfeffer

Salz

Zubereitung

Alle Zutaten gründlich miteinander vermengen und 2-3 Frikadellen formen. In einer Pfanne 5-8 Minuten braten. Kann warm oder kalt serviert werden.

5.4.13. Rindersuppe

1 Portion: 1 Protein

162 kcal pro Portion

Zutaten

100 Rinderfilet, in Streifen geschnitten

60 ml Rinderbrühe

2 EL Apfelessig

2 EL Zitronensaft

1-2 EL Frühlingszwiebeln, gehackt

¼ TL frisch geriebener Ingwer

1 Knoblauchzehe, zerdrückt und zerkleinert

Salz, Pfeffer

Stevia

Zubereitung

Ingwer und Knoblauch anbraten, um die Aromen freizusetzen. Dann die Brühe und flüssigen Zutaten hinzugeben und 1-2 Minuten unter Rühren köcheln lassen. Das Rindfleisch hinzugeben und kochen, bis das Fleisch zart ist. In regelmäßigen Abständen Wasser hinzugeben. Kurz bevor das Flesch gut ist, die Frühlingszwiebeln hinzugeben und 5 weitere Minuten kochen lassen. Mit Salz und Pfeffer abschmecken und warm servieren.

5.4.14. Krautroulade

1 Portion: 1 Protein, 1 Gemüse

268 kcal pro Portion

Zutaten

4-5 große Kohlblätter

100 g mageres Rinderhack

240 ml Rinderbrühe

1 EL weiße Zwiebel, gehackt

1 Knoblauchzehe, zerdrückt und zerkleinert

1 Prise Knoblauchpulver

1 Prise Zwiebelpulver

Salz,

Pfeffer

Zubereitung

Den Ofen auf 190 °C vorheizen, Kohlblätter in einem Topf Wasser auf hoher Stufe 7 Minuten kochen (blanchieren). Rinderhack, Zwiebel, Knoblauch und Gewürze miteinander vermengen und in einer Pfanne braten, bis das Fleisch grau/leicht bräunlich ist. Die Kohlblätter ausbreiten und das Hackfleisch mit einem Löffel darauf verteilen, dann die Roulade zusammenrollen und mit Spießen in Form halten. Alle Rouladen in eine Auflaufform legen und mit der Rinderbrühe übergießen. Die Rouladen mit der Brühe bepinseln und 20-30 Minuten backen lassen.

5.4.15. Gepökelter Rinderbraten

1 Portion: 1 Protein, 1 Gemüse

238 kcal pro Portion

Rezeptvorschlag: Meerrettich-Marinade/-Dip (S. 19)

Zutaten

100 g Rinderbrust, in Streifen geschnitten

400 g Weißkohl, gehobelt

Große Salatblätter, nach Bedarf

120 ml Apfelessig

½ weiße Zwiebel, gehackt

1 TL Senf in Pulverform

1 Portion Meerrettich-Marinade/-Dip

¼ TL frischer Thymian

1 Lorbeerblatt

1 Prise Piment

½ Frühlingszwiebel zum Garnieren, in Ringe geschnitten

1 TL schwarze Pfefferkörner

Salz, Pfeffer

Zubereitung

Das Rindfleisch mit Salz, Pfeffer und Senf reichlich würzen. Fleisch, Zwiebel, Essig und alle anderen Gewürze in einen Topf geben und mit

Wasser überdecken. Das Wasser zum Kochen bringen und dann die Hitze reduzieren und für eine Stunde köcheln lassen. Wenn das Fleisch fertig ist, aus dem Topf nehmen. Eine Schüssel mit großen Salatblättern auslegen und das Fleisch in die Schüssel geben. Dann das Fett aus dem Topf abschöpfen, den Weißkohl in den Topf geben und 2-5 Minuten kochen, bis das Weißkraut weich ist. Jetzt das Kraut in die Schüssel zu dem Fleisch geben. Mit Frühlingszwiebeln garnieren und mit dem Meerrettich warm servieren.

Persönlicher Tipp: *Nehmen Sie mehr Rindfleisch (z.B. 800 g) und frieren sie den Rest ein, damit sich der Zeitaufwand auch lohnt.*

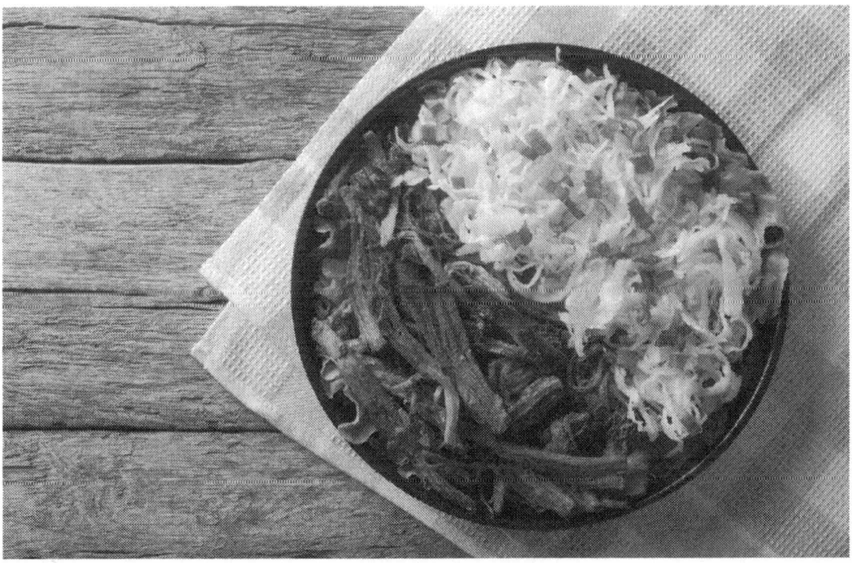

5.4.16. Italienische Rinderroulade

1 Portion: 1 Protein, 1 Gemüse

239 kcal pro Portion

Zutaten

100 g mageres Flankensteak

400 g Weißkohl, fein geschnitten

240 ml Rinderbrühe

2 EL Apfelessig

1 Knoblauchzehe, zerdrückt und zerkleinert

1 EL weiße Zwiebel, gehackt

1 TL italienische Gewürzmischung

Salz

Pfeffer

Zubereitung

Den Ofen auf 190 °C vorheizen. Das Fleisch mit einem Fleischhammer zart bis dünn klopfen. Weißkraut, Zwiebel, Knoblauch, Essig und die Gewürzmischung in einen Topf geben und 12 Minuten kochen. Das Wasser abgießen und die Krautmischung auf den Rouladen verteilen, dann die Rouladen zusammenrollen und mit Spießen in Form halten. Die Rouladen mit Salz und Pfeffer würzen und dann in eine Auflaufform legen und mit der Brühe übergießen. Jetzt 20-30 Minuten backen und dabei die Rouladen feucht halten.

5.4.17. Italienische Fleischbällchen

1 Portion: 1 Protein, 1 Gemüse, 1 Melba-Toast

298 kcal pro Portion

Rezeptvorschlag: Marinara-Sauce (S. 24)

Zutaten

100 g mageres Rinderhack

¼ TL Basilikum

1 Msp. Oregano

1 Msp. Knoblauchpulver

1 EL weiße Zwiebeln, gehackt

1 Knoblauchzehe, zerdrückt und zerkleinert

1 Melba-Toast, zerkrümelt

1 Marinara-Sauce

Zubereitung

Den Ofen auf 180 °C vorheizen. Das Fleisch mit Zutaten in einer Schüssel gründlich miteinander vermischen und kleine Hackfleischbällchen kneten. Die Bällchen in eine Auflaufform, Marinara-Sauce drüber geben und 20-30 Minuten backen. Mit frischen Basilikum garnieren und heiß servieren.

5.4.18. BBQ-Rind

1 Portion: 1 Protein, 1 Gemüse

268 kcal pro Portion

Rezeptvorschlag: BBQ-Sauce (S. 16)

Zutaten

100 g Rinderhack

1 Portion BBQ-Sauce

200 g Kopfsalat, Blätter heraustrennen

Zubereitung

Das Hackfleisch in einer beschichteten Pfanne braun braten. Die BBQ-Sauce hinzugeben und mit etwas Wasser auffüllen, bis die gewünschte Konsistenz erreicht ist. 8 Minuten kochen und auf den Salatblättern servieren.

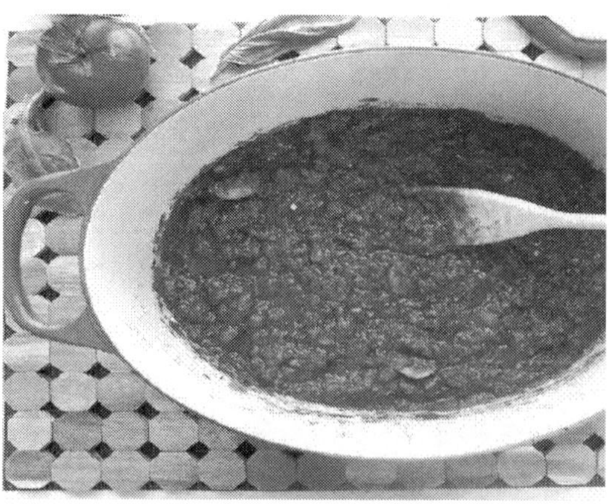

5.4.19. Gebackene, gefüllte Tomaten

1 Portion: 1 Protein, 1 Gemüse, 1 Melba-Toast

261 kcal pro Portion

Zutaten

100 g Rinderhack

120 ml Gemüsebrühe

2 mittelgroße Tomaten

1 Scheibe Melba-Toast, gekrümelt

1 EL weiße Zwiebeln, gehackt

1 Knoblauchzehe, zerdrückt und zerkleinert

1 Msp. Knoblauchpulver

1 Msp. Zwiebelpulver

Cayennepfeffer

Salz

Zubereitung

Den Ofen auf 180 °C vorheizen. Die Tomaten aushöhlen, mit Salz bestreuen und 8 Minuten auf den Kopf stellen zum Entwässern. Das Hackfleisch mit Zwiebel, Knoblauch und Gewürzen vermengen und in einer Pfanne anbraten. Gebratenes Fleisch in die Tomaten löffeln, obendrauf kommt das Melba-Toast und eine Prise Salz. Die Tomaten in einer Auflaufform stellen und die Brühe dazu gießen. Bei Umluft 20 Minuten backen und mit Petersilie garniert servieren.

5.4.20. Flankensteak nach London Art

1 Portion: 1 Protein

219 kcal pro Portion

Zutaten

100 g Flankensteak aus der Hüfte, in dünne Scheiben geschnitten

60 ml Rinderbrühe

1 EL weiße Zwiebel, gehackt

1/8 TL Thymian

¼ Bund Petersilie, gehackt

1 Prise Rosmarin

Salz, Pfeffer

Zubereitung

Die Steaks mit Salz und Pfeffer würzen und in einer Antihaft-Pfanne anbraten. Kräuter und Brühe hinzugeben und bis zur gewünschten kochen. Das Steak mit Petersilie garnieren und warm servieren.

5.4.21. Rind-Apfel-Schaschlik

1 Portion: 1 Protein, 1 Frucht

231 kcal pro Portion

Zutaten

100 g mageres Nackenfleisch, in Klumpen geschnitten

1 Apfel, in flache Klötze geschnitten

120 ml Rinderbrühe

3 EL Apfelessig

½ rote Zwiebel, in Scheiben

Salz

Pfeffer

Zubereitung

Fleisch mit Salz und Pfeffer würzen. In der Reihenfolge das Gemüse und Fleisch auf einen Metallspieß fädeln: Apfelklotz, Zwiebelscheibe, Fleischklumpen. Das Schaschlik in einer Pfanne scharf anbraten. Danach die flüssigen Zutaten dazu gießen. Köcheln lassen, bis das Fleisch zart ist. Den Schaschlik ggf. nachwürzen und mit der Bratensauce als Dip servieren.

5.5. Geflügelgerichte

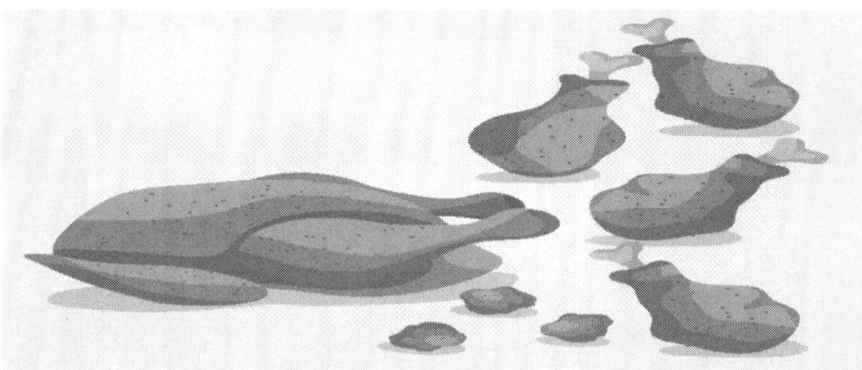

5.5.1. Curry-Hühnchen

1 Portion: 1 Protein

113 kcal pro Portion

Zutaten

100 g Hähnchen, in Würfel geschnitten

60 ml Geflügelbrühe

¼ TL Currypulver

1 Prise Kurkuma

1 Prise Knoblauchpulver

1 Prise Zwiebelpulver

1 EL weiße Zwiebel, gehackt

1 Knoblauchzehe, gehackt

Stevia

Cayennepfeffer

Salz, Pfeffer

Zubereitung

Gewürze und Geflügelbrühe in einem kleinen Topf vermengen. Gehackte Zwiebel, Knoblauch und Fleisch hinzufügen und zu kochen bringen. Die Flüssigkeit mit Stevia abschmecken. Solange kochen, bis die Hälfte der Flüssigkeit reduziert ist und das Fleisch zart ist. Bei Bedarf Wasser hinzugeben, um die gewünschte Konsistenz zu erhalten und warm servieren.

5.5.2. Orientalisches Hühnchen

1 Portion: 1 Protein

147 kcal pro Portion

Zutaten

100 g Hähnchenbrust

60 ml Hühnerbrühe

4 EL frisch gepresster Zitronensaft

¼ TL Zitronenschale, gerieben

1 Orangenscheibe

½ TL frischer Ingwer

1 EL weiße Zwiebel, gehackt

Stevia

Cayennepfeffer

Salz

Pfeffer

Zubereitung

Die Hähnchenbrust in einer Pfanne mit 2 EL Zitronensaft braun braten. Gewürze, Ingwer, Salz, Zitronenschale, restlicher Zitronensaft und Stevia hinzugeben und 20 Minuten kochen. Die Pfanne in regelmäßigen Abständen durch Hinzugeben von Wasser ablöschen. Mit einer Orangenscheibe garnieren und warm servieren.

5.5.3. Hähnchen-Apfel-Würstchen

1 Portion: 1 Protein, 1 Frucht, 1 Melba-Toast

185 kcal pro Portion

Zutaten

100 g Hähnchenhack

2 EL Äpfel, gehackt

1 Scheibe Melba-Toast, zerbröselt

2 EL Geflügelbrühe

2 EL Apfelsaft (naturtrüb)

1 EL weiße Zwiebel, fein gehackt

1 Prise Knoblauchpulver

1 Prise Zwiebelpulver

1 Prise Zimt

1 Prise Muskat, gerieben

Cayennepfeffer, Stevia, Salz,

Zubereitung

Alle Zutaten gründlich miteinander vermengen und zusammenkneten. Längliche Wurstrollen formen und in einer Pfanne in Geflügelbrühe braun braten. Regelmäßig mit Wasser oder Brühe ablöschen, um Anbrennen zu verhindern. Warm servieren, zum Beispiel auf frische Salatblätter.

5.5.4. Hähnchen mit Pesto

1 Portion: 1 Protein

128 kcal pro Portion

Zutaten

Fleisch:

100 g Hähnchenbrustfilet

3 Zitronenscheiben

Blattpetersilie

3 EL frisch gepresster Zitronensaft

Salz, Pfeffer

Pesto:

3 Knoblauchzehen

15 g frische Basilikumblätter

2 EL Apfelessig

60 ml Geflügelbrühe

¼ TL getrockneter Oregano

Salz und Pfeffer

Zubereitung

Das Hähnchen mit Zitronensaft, Salz und Pfeffer marinieren. In einer Pfanne braten, bis das Fleisch braun schimmert. Für das Pesto, Basilikum, Knoblauch, Hühnerbrühe und Zitronensaft in einem Mixer pürieren. Das Pesto zu dem Hähnchenfleisch hinzugeben und bei mittlerer Hitze 10 Minuten kochen. Mit Salz und Pfeffer nachwürzen, mit den Zitonenscheiben und der Blattpetersilie garnieren und das Hähnchen mit dem Pesto warm servieren.

Persönlicher Tipp: *Füllen Sie den übrig gebliebenen Pesto in ein Deckelglas und verwenden Sie es nach Bedarf zu würzen für Salate oder andere Fleischgerichte.*

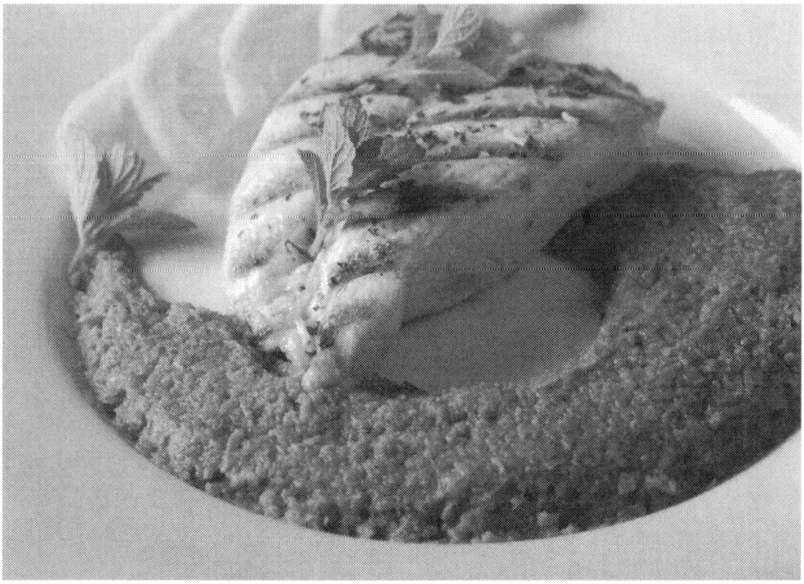

5.5.5. Hähnchen-Spargel-Auflauf

1 Portion: 1 Protein, 1 Gemüse, 1 Melba-Toast

171 kcal pro Portion

Zutaten

100 g Hähnchenbrust, in Würfel geschnitten

6 Spargelstangen, in 2 cm lange Stücke geschnitten

120 ml Geflügelbrühe

1 Melba-Toast, zerbröselt

1 Knoblauchzehe, zerdrückt und zerhackt

2 EL weiße Zwiebel, gehackt

1 Prise Paprika

Salz, Pfeffer

Zubereitung

Den Ofen auf 190 °C vorheizen. Hähnchen, Spargel, flüssige Zutaten und Gewürze miteinander vermengen und in eine kleine Auflaufform geben. 30 Minuten backen, danach das Melba-Toast und etwas Paprika drüberstreuen und warm servieren.

5.5.6. Süßes Hühnchen mit Zitrone

1 Portion: 1 Protein

124 kcal pro Portion

Zutaten

100 g Hähnchenbrust, in dünne Scheiben geschnitten

½ Zitrone mit Schale

1 Scheibe Zitrone

60 ml Geflügelbrühe

240 ml Wasser

Prise Cayennepfeffer

Salz

Stevia

Zubereitung

Die Zitrone vierteln und in einem kleinen Topf ca. Minuten kochen. Die Alle anderen Zutaten zugeben und bei schwacher Hitze kochen, bis das Fleisch gar ist. Wasser zum Ablöschen hinzugeben, wenn nötig. Das Fleisch mit einer Scheibe Zitrone garnieren und warm servieren.

5.5.7. Hähnchenbrust mit Rosmarin

1 Portion: 1 Protein 1 Melba-Toast

194 kcal pro Portion

Zutaten

100 g Hähnchenbrust, in dicke Streifen geschnitten

1 Scheibe Melba-Toast, zerbröselt

60 ml Geflügelbrühe

3 EL frisch gepresster Zitronensaft

¼ TL frischer Rosmarin

¼ TL Zwiebelpulver

¼ TL Knoblauchpulver

1 Scheibe Zitrone, 1 Prise geriebene Zitronenschale

¼ Bund Petersilie, gehackt

Salz

Pfeffer

Zubereitung

Den Ofen auf 180 °C vorheizen. Zitronensaft, Salz, Pfeffer, Melba-Toast und Gewürze in einer Schüssel vermischen. Das Hähnchen in der Schüssel wälzen und marinieren. Anschließend in eine Auflaufform geben und mit der Brühe und restlichen Marinade übergießen. 20 Minuten backen. Mit Salz und Pfeffer abschmecken und mit einer Scheibe Zitrone und etwas Petersilie warm servieren.

5.5.8. Chicken-Tacos

1 Portion: 1 Protein, 1 Gemüse

350 kcal pro Portion

Zutaten

100 g Hähnchenbrust, in feine Streifen geschnitten

60 ml Geflügelbrühe

1 Tortilla

Salsa Sauce als Dip

1 EL weiße Zwiebel, gehackt

1 Knoblauchzehe, zerdrückt und zerkleinert

1 Msp. Oregano

1 Prise Kreuzkümmel

1 TL Koriander, gehackt

2-4 Salatblätter

Salz, Cayennepfeffer

Zubereitung

Das Hähnchen mit Salz und Pfeffer würzen und in einer kleinen Pfanne braun braten. Zwiebeln, Knoblauch und Gewürze hinzugeben und mit Zitronensaft ablöschen. Das Hähnchenfilet mit Buttersalat nach Taco-Art servieren und mit Salsa-Sauce würzen.

5.5.9. Hähnchen-Cacciatore

1 Portion: 1 Protein, 1 Gemüse

193 kcal pro Portion

Zutaten

100 g Hähnchen, gewürfelt

250 g Tomaten, gehackt

60 ml Geflügelbrühe

2 EL Tomatenpaste

1 EL Apfelessig

2 EL frisch gepresster Zitronensaft

2 EL rote Zwiebel, gehackt

2 Knoblauchzehen, zerdrückt und zerkleinert

¼ TL Zwiebelpulver

¼ TL Knoblauchpulver

1 Lorbeerblatt

1 Prise Cayennepfeffer

Zubereitung

Das Hähnchen mit Knoblauch und Zwiebel im Zitronensaft braun braten. Die Pfanne mit Hühnerbrühe ablöschen und Tomaten, Tomatenmark, Essig, Gewürze hinzufügen. Bei geringer Hitze unter Rühren 20 Minuten köcheln lassen. Das Lorbeerblatt entfernen und das Gericht mit Salz und Pfeffer abschmecken und warm servieren.

5.5.10. Hähnchenbrust auf italienisch

1 Portion: 1 Protein, 1 Gemüse

155 kcal pro Portion

Zutaten

100 g Hähnchenbrust, gewürfelt

160 g Tomaten, gehackt

60 ml Geflügelbrühe

2 EL frisch gepresster Zitronensaft

2 EL weiße Zwiebeln, gehackt

1-2 Knoblauchzehen, gehackt

3 Blätter frischer Basilikum, gerollt und geschnitten

1/8 TL frischer Oregano

1Prise Knoblauchpulver

1 Prise Zwiebelpulver

Salz

Cayennepfeffer

Zubereitung

Das Hühnchen in einer Pfanne leicht braun braten. Knoblauch, Zwiebel, Gewürze und Wasser hinzufügen und kochen, bis das Fleisch gar ist. Danach die frischen Tomaten und das Basilikum hinzufügen und weitere 5-10 Minuten köcheln lassen. Mit Salz und Pfeffer abschmecken, mit frischem Basilikum garnieren und warm servieren.

5.5.11. Süßes Senf-Hühnchen

1 Portion: 1 Protein

112 kcal pro Portion

Zutaten

100 g Hähnchenbrust

60 ml Geflügelbrühe

1 Msp. Senfpulver

¼ TL frischer Ingwer oder 1 Prise Ingwerpulver

1 EL weiße Zwiebel, gehackt

½ TL Knoblauchpulver

Salz, Pfeffer

Stevia

Zubereitung

Die Gewürze in der Geflügelbrühe auflösen. Alle Zutaten in eine Saucenpfanne geben und 5-10 Minuten köcheln lassen, bis das Fleisch gar ist und regelmäßig mit Wasser ablöschen, damit die Feuchtigkeit erhalten bleibt. Das Hähnchen mit Salz und Pfeffer abschmecken und warm servieren.

5.5.12. Oregano-Hähnchen

1 Portion: 1 Protein, 1 Melba-Toast

132 kcal pro Portion

Zutaten

100 g Hähnchenbrust

1 TL getrockneter Oregano

1 Scheibe Melba-Toast, gekrümelt

60 ml Geflügelbrühe

¼ EL Knoblauchpulver

¼ EL Zwiebelpulver

Salz

Frisch gemahlener schwarzer Pfeffer

Zubereitung

Den Backofen auf 180 °C vorheizen. Melba-Toast mit den Gewürzen vermischen. Die Hähnchenbrust in der Geflügelbrühe benetzen und mit der Melba-Toast-Gewürz-Mischung marinieren. Das Fleisch in eine Auflaufform geben und 15-20 Minuten im Ofen backen, bis es knusprig und braun ist.

5.5.13. Hühnchen süß/sauer

1 Portion: 1 Protein, 1 Frucht

213 kcal pro Portion

Zutaten

100 g Hähnchenbrust

½ Orange, ½ Zitrone mit Schale

240 ml Wasser

2 EL Apfelessig

1 EL weiße Zwiebel, gehackt

1 EL Zitronenschale, gerieben

1 Prise Knoblauchpulver

1 Prise Zwiebelpulver

1 EL Hot-Sauce (z.B. Tabasco-Sauce)

Salz, Cayennepfeffer, Stevia nach Geschmack

Zubereitung

Die Orange und Zitrone in einen Topf mit Wasser geben und 5-6 Minuten kochen. Danach die Früchte aus dem Wasser entfernen. Gewürze, Zwiebel hinzufügen und mit Stevia abschmecken. Das Hühnchen hinzugeben und solange kochen, bis es zart ist und sich die Flüssigkeit bis zu Hälfte reduziert bzw. bis die gewünschte Konsistenz erreicht ist. Die Zwiebel und das Knoblauchpulver hinzugeben, welches als Bindemittel dient und weitere 3 Minuten kochen lassen. Das Hühnchen mit der Sauce anrichten und mit einer Scheibe Zitrone servieren

5.5.14. Hähnchenroulade

1 Portion: 1 Protein, 1 Gemüse

154 kcal pro Portion

Zutaten

100 g Hähnchenbrust

150 g Spinat

120 ml Geflügelbrühe

1 EL rote Zwiebel, gehackt

1 Knoblauchzehe

1 EL frisch gepresster Zitronensaft

1 Prise Zwiebelpulver

1 Prise Knoblauchpulver

Salz, Cayennepfeffer

Zubereitung

Den Ofen auf 180 °C vorheizen. Das Hähnchen klopfen, bis es groß, flach und zart ist. Den Spinat mit Zwiebel und Gewürzen dezent 10 Minuten kochen. Spinatmischung auf der Hähnchenscheibe verteilen und zusammenrollen. Die Roulade in eine Auflaufform legen und mit Geflügelbrühe übergießen. 15-20 Minuten backen und die Roulade warm servieren.

Persönlicher Tipp: *Machen Sie mehrere Portionen, Rouladen schmecken aufgewärmt auch noch lecker.*

5.5.15. Rumänisches Hähnchen

1 Portion: 1 Protein, 1 Gemüse

189 kcal pro Portion

Zutaten

100 g Hähnchenfilet

½ Geflügelbrühe

2 Tomaten

3 EL Tomatenpaste

1 TL Paprikapulver

1 EL rote Zwiebel, gehackt

1 Knoblauchzehe, zerdrückt und zerkleinert

1 Lorbeerblatt

Salz

Pfeffer

Zubereitung

Die Brühe mit Fleisch, Knoblauch und Zwiebel in einem Topf miteinander vermischen. Tomatenmark und Gewürze einrühren und ca. 25 Minuten bei mittlerer Hitze köcheln lassen. Mit Petersilie garnieren und mit geschnittenen Tomaten servieren.

5.5.16. Hähnchenstäbchen

1 Portion: 1 Protein, 1 Melba-Toast

144 kcal pro Portion

Zutaten

100 Hähnchenbrust, in lange Streifen geschnitten

1 Scheibe Melba-Toast, zerbröselt

2 EL scharfe Sauce (z.B. Salsa)

½ Zitone zum Garnieren

4 EL frisch gepresster Zitronensaft

Salatblätter zum Garnieren

Salz, Pfeffer

Zubereitung

Die Hähnchenstreifen mit dem Zitronensaft benetzen, pfeffern und salzen. Mit dem Melba-Toast marinieren und in einer Pfanne gründlich braun braten. Die Hähnchenstäbchen mit der scharfen Sauce als Dip servieren.

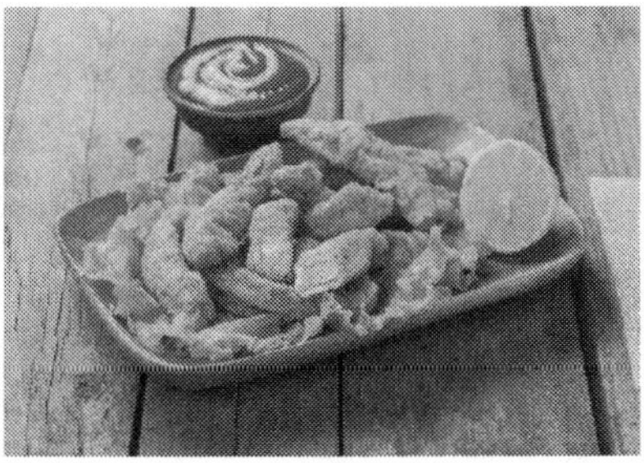

5.5.17. Knoblauch-Hähnchen

1 Portion: 1 Protein, 1 Melba-Toast

142 kcal pro Portion

Zutaten

100 g Hähnchenbrust

1 Scheibe Melba-Toast, zerrieben

60 ml Geflügelbrühe

¼ Bund

2 EL frisch gepresster Zitronensaft

2 Knoblauchzehen, in feine Scheiben geschnitten

¼ TL Zwiebelpulver

½ TL Knoblauchpulver

Salz, Pfeffer

Zubereitung

Den Ofen auf 190 °C vorheizen. Melba-Toast mit den trockenen Gewürzen vermischen. Das Hähnchen mit allen flüssigen Zutaten benetzen und mit der Melba-Toast-Gewürzmischung marinieren. Die Hähnchenbrust in einer Auflaufform geben und den Knoblauchscheiben bedecken. Die Brühe und restliche Marinade auf den Boden der Auflaufform geben und 20 Minuten backen, bis das Fleisch leicht braun ist. Mit Petersilie garnieren und warm servieren.

5.5.18. Mexiko-Hühnchen

1 Portion: 1 Protein, 1 Gemüse

197 kcal pro Portion

Zutaten

100 g Hähnchenbrust, in Würfel geschnitten

4 Tomaten, gehackt

120 ml Geflügelbrühe

2 EL frisch gepresster Zitronensaft

Frischer Koriander, gehackt

1 EL rote Zwiebeln, gehackt

¼ TL Oregano, getrocknet

¼ Knoblauchzehe, gehackt

¼ TL Chilipulver

Cayennepfeffer

1 Prise Kreuzkümmel

Salz, Pfeffer

Zubereitung

Das Hähnchen in einer Pfanne mit Zitronensaft leicht bräunen. Gewürze und Gemüsebrühe hinzugeben und zum Kochen bringen. 5 Minuten kochen dann Koriander und Tomaten hingeben und weitere 10 Minuten kochen. Mit Salz und Pfeffer abschmecken und warm servieren.

5.5.19. Scharfes Bagdad-Hähnchen

1 Portion: 1 Protein, 1 Gemüse

163 kcal pro Portion

Zutaten

100 g Hähnchenbrust

160 g frische Tomaten

120 ml Geflügelbrühe

3 EL frisch gepresster Zitronensaft

1 EL rote Zwiebel, gehackt

1 Knoblauchzehe, zerdrückt und zerkleinert

1 Msp. frisch gemahlener Ingwer

¼ TL Piment

1 Prise Kreuzkümmel

1 Prise Zimt

Salz, schwarzer Pfeffer

Zubereitung

Die Gewürze mit den flüssigen Zutaten vermischen und zum Kochen bringen. Tomaten und Hähnchenbrust hinzugeben und 20-30 Minuten kochen.Mit Petersilie garnieren und warm servieren.

5.5.20. Bratapfel-Hähnchen

1 Portion: 1 Protein, 1 Frucht

211 kcal pro Portion

Zutaten

100 g Hähnchenbrust

½ Apfel, fein gehackt

½ Apfel, in Scheiben geschnitten

2 EL Zitronensaft

1 EL Apfelessig

1 Msp. Zimt

Stevia

1 Prise Cayennepfeffer

Salz

Frisch gemahlener Pfeffer

Zubereitung

Den Ofen auf 180 °C vorheizen. Das Hähnchen in einer Pfanne im Zitronensaft leicht braun anbraten. Fleisch in eine Auflaufform geben, alle anderen Zutaten untermengen und 30 Minuten backen. Das Hähnchen mit den dünne Apfelscheiben warm servieren.

5.6. Fisch und Meeresfrüchte

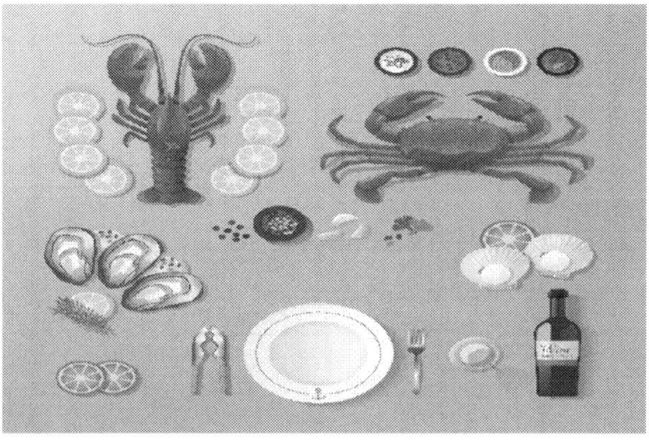

5.6.1. Wilder Heilbutt

1 Portion: 1 Protein

172 kcal pro Portion

Zutaten

100 g Heilbutt

1 Zitronenscheibe

120 ml Gemüsebrühe

1 EL frisch gepresster Zitronensaft

1 EL weiße Zwiebel, gehackt

1 Knoblauchzehe, zerdrückt und zerkleinert

½ TL frischer Ingwer

1 Prise geriebene Orangenschale

Salz

Pfeffer

Stevia

Zubereitung

Die Gemüsebrühe in einer kleinen Pfanne erwärmen. Fisch, Zitronensaft, Zwiebel, Knoblauch und Gewürze hinzugeben und 5-10 Minuten kochen, bis der Fisch zart und gar ist. Den Fisch mit den Säften beträufeln und warm servieren.

5.6.2. Garnelen nach kreolischer Art

1 Portion: 1 Protein

130 kcal pro Portion

Zutaten

100 g Garnelen

120 ml Gemüsebrühe

1 Knoblauchzehe, zerdrückt und zerkleinert

1 EL weiße Zwiebel, gehackt

¼ TL Sahnemeerrettich

1 Msp. Knoblauchpulver

1 Msp. Zwiebelpulver

1-2 TL scharfe Chili-Sauce

2 EL frisch gepresster Zitronensaft

1 Prise Thymian

1 Lorbeerblatt

1 Prise Sassafraspulver

1 Prise Raucharoma

Cayennepfeffer

Salz

Frisch gemahlener schwarzer Pfeffer

Zubereitung

Gewürze, Zwiebel, Knoblauch und Gemüsebrühe in einer kleinen Pfanne bei schwacher Hitze 10 Minuten köcheln. Garnelen hinzugeben und weitere 5 Minuten kochen. Mit Salz und Pfeffer abschmecken und in regelmäßigen Abständen Wasser oder Brühe hinzugeben. Warm oder kalt servieren, als Beilage ist Salat oder frischer Spargel sehr gut geeignet.

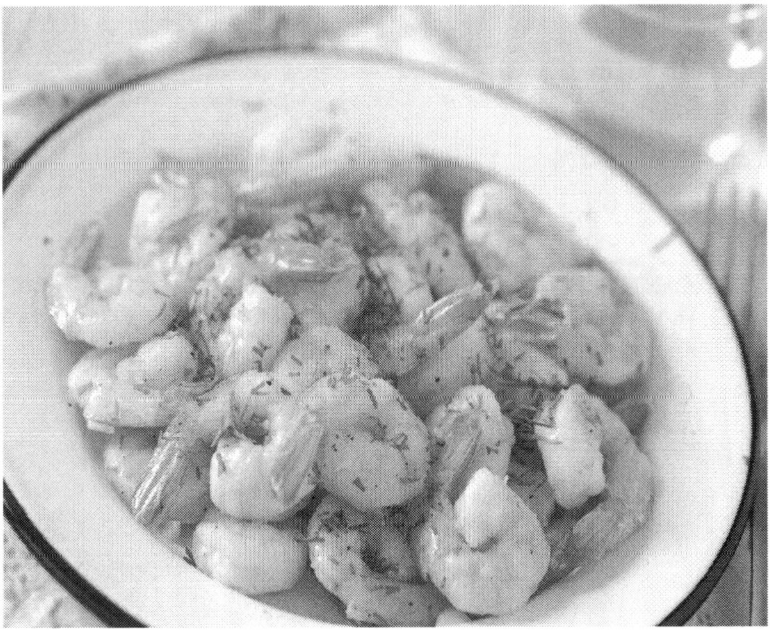

5.6.3. Tilapia mit Spinat und Kräutern

1 Portion: 1 Protein

156 kcal pro Portion

Zutaten

100 g Tilapia

2 EL frisch gepresster Zitronensaft

1 Knoblauchzehe, zerdrückt und zerkleinert

1 EL weiße Zwiebel, gehackt

1 Prise Dille

¼ Bund frische Petersilie

100 g Blattspinat

Salz, Pfeffer

Zubereitung

Den Fisch in einer Pfanne sautieren (bei hoher Stufe scharf anbraten, um die Poren zu schließen). Währenddessen den Blattspinat in einem Topf mit etwas Salz für 25 Minuten köcheln lassen, danach den Spinat abtropfen. Anschließend Zwiebel, Knoblauch, frische Kräuter und etwas Wasser hinzugeben. Weiter braten bis der Fisch zart ist. Mit Fenchel und Zitronenscheiben garnieren und mit dem Blattspinat warm servieren.

5.6.4. Curry-Garnelen mit Tomaten

1 Portion: 1 Protein, 1 Gemüse

142 kcal pro Portion

Zutaten

100 g Garnelen

120 ml Gemüsebrühe

2 Tomaten, gehackt

1 EL weiße Zwiebeln, gehackt

1 Knoblauchzehe, zerdrückt und zerkleinert

1 Msp. Currypulver

1 Msp. Knoblauchpulver

1 Msp. Zwiebelpulver

1 Prise Piment

Stevia

Salz

Zubereitung

Die Garnelen mit Zwiebel und Knoblauch 3 Minuten braten. Gemüsebrühe, Curry, und Stevia hinzugeben und zum Kochen bringen. Knoblauch- und Zwiebelpulver zum andicken hinzugeben und 5-10 Minuten bei mittlerer Hitze kochen. Wasser hinzufügen, bis die gewünschte Konsistenz erreicht ist. Warm servieren und mit Zitrone und Salz abschmecken.

5.6.5. Jambalaya

1 Portion: 1 Protein, 1 Gemüse

250 kcal pro Portion

Zutaten

100 g Garnelen

8 Tomaten, gehackt

240 ml Gemüsebrühe

1 EL frisch gepresster Zitronensaft

1 EL weiße Zwiebel, gehackt

1 Knoblauchzehe, zerdrückt und zerkleinert

1 Spritzer Worcester-Sauce

1 Msp. scharfe Chili-Sauce

Salz, Cayennepfeffer

1/8 TL Knoblauchpulver

1 Prise Thymian

Zubereitung

Garnelen, Gemüse, Knoblauch und Zwiebel mit Zitronensaft leicht braun braten. Die Pfanne mit Brühe ablöschen und Gewürze hinzugeben. 20-30 Minuten kochen, bis sich die Flüssigkeit um die Hälfte reduziert hat und die gewünschte Konsistenz erreicht ist. Mit Salz und Pfeffer abschmecken und warm servieren.

5.6.6. Cajun-Backfisch

1 Portion: 1 Protein, 1 Melba-Toast

118 kcal pro Portion

Zutaten

100 g Weißfisch (z.B. Rotauge, Rotfeder, Aland, Rapfen etc.)

1 Scheibe Melba-Toast, gerieben

2 EL frisch gepresster Zitronensaft

1 Msp. Zwiebelpulver

1 Msp. Knoblauchpulver

1 Prise Cayennepfeffer

1 Prise Thymian

Salz und Pfeffer

Zubereitung

Ofen auf 180 °C vorheizen. Alle Gewürze mit dem Melba-Toast vermischen zu einer Marinade vermischen. Den Fisch mit der Zitrone benetzen marinieren. In einer Auflaufform 20 Minuten backen, bis der Fisch leicht bräunlich schimmert. Mit Petersilie garnieren und warm servieren.

5.6.7. Garnelen-Scampi-Mix

1 Portion: 1 Protein

113 kcal pro Portion

Zutaten

100 g Garnelen-Scampi-Mix

60 ml Gemüsebrühe

3 EL frischer Zitronensaft

4 Knoblauchzehen, zerdrückt und zerkleinert

1 Prise Knoblauchpulver

1 Prise Zwiebelpulver

1 Prise Chilipulver

Salz, Pfeffer

Zubereitung

Alle Zutaten miteinander vermischen und 5-7 Minuten kochen, bis die Meeresfrüchte pink schimmern und die Flüssigkeit bis zur Hälfte reduziert ist. Mit Salat oder Spinat warm oder kalt servieren.

5.6.8. Weißfisch mit Dille

1 Portion: 1 Protein

122 kcal pro Portion

Zutaten

100 g Weißfisch (z.B. Rotauge, Rotfeder, Aland, Rapfen etc.)

4 EL frisch gepresster Zitronensaft

60 ml Geflügelbrühe

1 TL Apfelessig

1 TL frische Dille

1 Knoblauchzehe, zerdrückt und zerkleinert

1 EL weiße Zwiebel, gehackt

Salz, Pfeffer

Zubereitung

Den Fisch in Zitronensaft, Gemüsebrühe und Essig sautieren (kurz scharf anbraten, damit sich die Poren schließen). Knoblauch, Zwiebel und frische Dille hinzufügen und 5-10 Minuten kochen, bis der Fisch gar ist. Mit Zitronenscheiben garnieren und warm servieren.

5.6.9. Hummer mit Tomatensauce

1 Portion: 1 Protein, 1 Gemüse

218 kcal pro Portion

Zutaten

100 g roher Hummerschwanz

2 Tomaten, gehackt

250 g Tomaten-Sauce

2 EL frisch gepresster Zitronensaft

1 Knoblauchzehe, zerdrückt und zerkleinert

1 EL weiße Zwiebel, gehackt

1 Lorbeerblatt

1 Msp. Thymian

1 Msp. frische Estragon, gehackt

¼ Bund Petersilie, gehackt

Salz, Cayennepfeffer

Zubereitung

Den Hummerschwanz in Scheiben schneiden und Zitronensaft sautieren (kurz scharf anbraten, damit sich die Poren schließen). Knoblauch, Zwiebel, Tomaten, Tomatensauce und Gewürze hinzugeben. 10-15 Minuten köcheln lassen. Mit Salz und Pfeffer abschmecken und warm servieren.

5.6.10. Krabben-Muffins

1 Portion: 1 Protein, 1 Melba-Toast

130 kcal pro Portion

Zutaten

100 g Schnee-oder Königskrabben

1 Scheibe Melba-Toast, gemahlen

1-2 Scheiben Zitrone

1 EL frisch gepresster Zitronensaft

1 TL Apfelessig

1 Msp. Zwiebelpulver

1 Msp. Knoblauchpulver

1 EL rote Zwiebel, gehackt

1 Knoblauchzehe, zerdrückt und zerkleinert

Cayennepfeffer

Salz, Pfeffer

Zubereitung

Den Ofen auf 180 °C vorheizen. In einer kleinen Schüssel alle Zutaten gründlich miteinander vermengen und in kleine Muffinformen drücken. 10-20 Minuten backen, bis die Oberfläche leicht braun wird. Die Muffins auf Salat servieren und mit Zitronenscheiben garnieren.

5.6.11. Ingwer-Garnelen-Wraps

1 Portion: 1 Protein, 1 Gemüse

1173 kcal pro Portion

Rezeptvorschlag: Würzige Orangen-Sauce (S. 21)

Zutaten

100 g Garnelen

Kohlblätter

240 ml Gemüsebrühe

2 TL Apfelessig

1 Knoblauchzehe, zerdrückt und zerkleinert

1 Prise frischer Ingwer

1 EL Frühlingswiebel, fein geschnitten

1 Portion würzige Orangen-Sauce

Salz, Pfeffer

Zubereitung

Den Ofen auf 180 °C vorheizen. Die Kohlblätter leicht dämpfen. Garnelen, und Zwiebel mit den Gewürzen kochen. Die Garnelen-Mischung in die Kohlblätter einpacken und 20 Minuten backen. Mit der Orangensauce übergießen und servieren.

5.6.12. Süße Wasabi-Garnelen

1 Portion: 1 Protein

115 kcal pro Portion

Rezeptvorschlag: Süße Wasabi-Sauce (S. 13)

Zutaten

100 g Garnelen

1 Portion süße Wasabi-Sauce

1 EL weiße Zwiebeln, gehackt

1 Prise frischer Ingwer, gerieben

Zitrone zum Garnieren

Stevia

Zubereitung

Die Garnelen mit der Zwiebel und den Gewürzen in der Wasabi-Marinade sautieren (kurz scharf anbraten, damit sich die Poren schließen). Abkühlen lassen und auf Salat servieren.

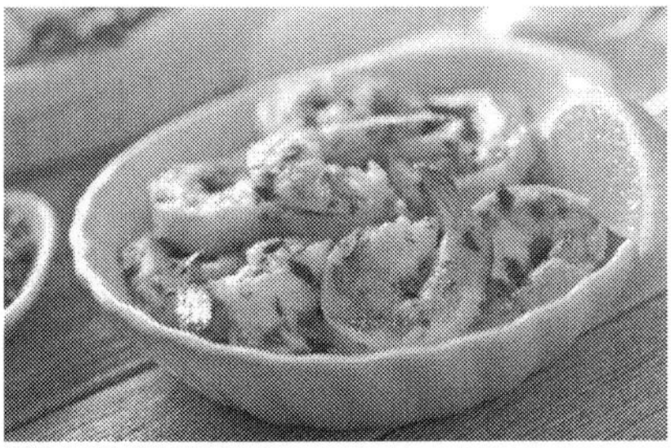

5.6.13. Goldmakrele mit Orangen

1 Portion: 1 Protein, 1 Frucht, 1 Gemüse

253 kcal pro Portion

Zutaten

100 g Mahi Mahi (Goldmakrele)

200 g Spinat oder Salat

½ Orange, in Stücken

1 TL Apfelessig

1 Msp. frischer Ingwer

1 EL Frühlingszwiebel, fein geschnitten

1 Knoblauchzehe, zerdrückt und zerkleinert

1 Prise Paprikapulver

Stevia

Cayennepfeffer

Zubereitung

Den Spinat wie gewohnt zubereiten. Wasser, Essig, Knoblauch, Gewürze und Stevia miteinander vermischen und den Fisch darin sautieren (kurz scharf anraten, damit sich die Poren schließen). Die Orange hinzufügen und 5-10 Minuten kochen, bis der Fisch gar ist. Den Fisch auf dem Spinat oder Salat servieren, Bratensoße übergießen und mit Frühlingszwiebeln bestreuen.

5.6.14. Rotbarschfilet

1 Portion: 1 Protein

238 kcal pro Portion

Zutaten

100 g Rotbarsch

½ Zitrone

¼ Bund Petersilie

2 TL Paprikapulver

4 TL Thymian

2 TL Zwiebelpulver

2 TL Knoblauchpulver

1 TL Cayennepfeffer

2 TL Oregano

¼ TL Kreuzkümmel

¼ TL Musskatpulver

2 TL Salz, 2 TL schwarzer Pfeffer

Zubereitung

Gewürze miteinander vermischen. Den Barsch mit Zitronensaft benetzen und den Barsch mit der Gewürzmischung marinieren. Die Pfanne vorheizen und bei Stufe gar braun und braten. Mit Zitronenscheiben und Petersilie garnieren und warm servieren.

5.6.15. Gebratene Garnelen mit Zitrone

1 Portion: 1 Protein

129 kcal pro Portion

Zutaten

100 g Garnelen

2 EL frischer Koriander, gehackt

1 TL frische Petersilie

1 Knoblauchzehe

2 Zitronenscheiben

2 EL frisch gepresster Zitronensaft

Salz, Pfeffer

Stevia

Zubereitung

Garnelen mit Knoblauch in einer kleinen Pfanne im Zitronensaft braten. Dann Koriander und Petersilie hinzugeben. Unter Rühren solange braten, bis die die Garnelen gar sind, bei Bedarf Wasser oder Zitronensaft hinzufügen, damit nichts anbrennt. Die Garnelen mit Zitronenscheiben garnieren und warm servieren.

5.6.16. Karpfen mit Spargel

1 Portion: 1 Protein, 1 Gemüse, 1 Melba-Toast

244 kcal pro Portion

Zutaten

100 g Karpfen

1 Melba-Toast, gerieben

8 Spargelstangen

120 ml Gemüsebrühe

2 EL Kapernsaft

4 EL frisch gepresster Zitronensaft

1 Knoblauchzehe, zerdrückt und zerkleinert

1 EL weiße Zwiebel, gehackt

¼ TL frische Dille

1 Prise Estragon

¼ Bund Petersilie

Salz, Pfeffer

Zubereitung

Den Ofen auf 180 °C vorheizen. In einer kleinen Auflaufform den Fisch und den Spargel schichten. Die Gemüsebrühe mit den Gewürzen vermischen und über die den Spargel und Fisch gießen. Die Melba-Krümel oben draufgeben und 20-25 Minuten backen. Mit Petersilie garnieren und warm servieren.

5.6.17. Gebackener, würziger Hummer

1 Portion: 1 Protein, 1 Melba-Toast

135 kcal pro Portion

Zutaten

100 g Hummer, in kleine Scheiben geschnitten

1 Melba-Toast, gerieben

60 ml Wasser

1 Zitronenscheibe

4 EL frisch gepresster Zitronensaft, 1 Prise geriebene Zitronenschale

1 Prise Chilipulver

¼ TL Knoblauchpulver

1 Prise Paprikapulver, süß

1 TL frische Petersilie, gehackt

Salz, Pfeffer

Zubereitung

Ofen auf 180 °C vorheizen. Wasser, Zitrone und Gewürze in einem kleinen Topf zum Kochen, bis sich die Flüssigkeit um die Hälfte reduziert hat. Das Hummerfleisch in eine Auflaufform geben und mit der Flüssigkeit übergießen. Hummer mit Kümmel, Paprika, Salz, frischem Pfeffer und Melba-Toast bestreuen 15-20 backen. Mit der Bratensauce heiß servieren und mit Petersilie und einer Zitronenscheibe garnieren.

5.6.18. Fischeintopf mit Seezunge

4 Portionen: 4 Protein, 1 Gemüse

621 kcal pro Portion

Zutaten

400 g Seezungenfilet

1 Lorbeerblatt

1 weiße Zwiebel, gehackt

3 große Tomaten, in Stücke geschnitten

2 Knoblauchzehen, zerdrückt und zerkleinert

½ Bund Petersilie, gehackt

250 ml Wasser

Cayennepfeffer

Salz

Zubereitung

Alle Zutaten in einen Topf geben und 250 ml Wasser dazu gießen. Bei schwachen Hitze 30 Minuten köcheln. Warm servieren und mit frischer Petersilien garnieren.

5.6.19. Jakobsmuscheln

1 Portion: 1 Protein, 1 Melba-Toast

111 kcal pro Portion

Zutaten

100 g Jakobsmuscheln

1 EL Knoblauchpulver

120 ml Wasser

1 Scheibe Melba-Toast

Zubereitung

Die Muscheln mit dem Knoblauchpulver würzen und in einer Pfanne anbraten. Mit Wasser übergießen und bei mittlerer Hitze kochen, bis die Muscheln glasig werden. Die warmen Muscheln mit Melba-Toast servieren, ein gemischter Salat passt auch sehr gut dazu.

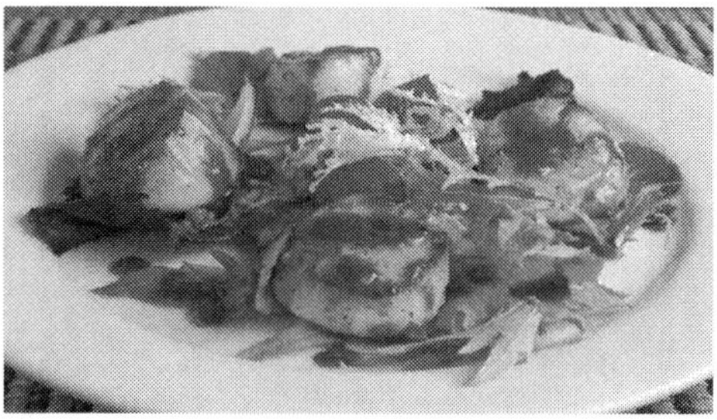

5.6.20. Ceviche

2 Portion: je 1 Protein, 1 Gemüse

169 kcal pro Portion

Zutaten

100 g Tilapia, geschnitten in 1,5 cm große Würfel

2 EL rote Zwiebel, gehackt

1 Tomate, in kleine Stücke geschnitten

60 ml frisch gepresster Limettensaft

1 Prise Oregano

1 Prise frischer Koriander

¼ TL Salz

Zubereitung

Fisch, Zwiebel, Koriander, Oregano, Tomate, Salz in eine Auflaufform geben und den Limettensaft drüber gießen. In den Kühlschrank stellen und den Limettensaft arbeiten lassen. Ab und zu umrühren, damit der Fisch in Kontakt mit dem Saft kommt. Der Limettensaft gart durch eine saure Reaktion den Fisch. Wenn der Fisch glasig transparent wird ist er fertig, dass dauert etwa 3-4 Stunden. Diese Mexikanische Delikatesse kann als kalte Platte serviert werden.

6. HCG-Lebensmittelliste

Nutzen Sie die Lebensmittelliste so oft es nur geht, und prägen Sie sich Kilokalorien bei den oft genutzten Lebensmitteln ein. Sie werden merken, nach einer Weile kaufen Sie unterbewusst mehr und mehr kalorienarme Lebensmittel.

Diätphase	
In der Diätphase sollten Sie nur die Lebensmittel verwendet, die in der dazugehörigen Liste aufgeführt sind.	
Gemüse	**kcal/100 g**
Spargel	20
Broccoli	30
Rosenkohl	35
Weißkohl	25
Blumenkohl	25
Grünkohl	40
Knollensellerie	20
Stangensellerie	18
Salatgurke	12
Löwenzahn	30
Endiviensalat (Eskariol)	15
Kopfsalat	11

Römersalat	16
Feldsalat (Rapunzel)	15
Chicorée	17
Fenchel	19
Grüne Bohnen	33
Cannellini-Bohnen	67
Porree	25
Zwiebeln (weiß, rot), Frühlingszwiebeln	28
Radieschen	15
Spinat	19
Zucchini	21
Tomate	17
Rüben	33
Rote Beete	40
Karotten	35
Artischocken	20
Paprika	20
Kohlrabi	25
Früchte	**kcal/ 100 g**
Apfel (mittelgroß)	60
Grapefruit	45
Erdbeeren	30
Stachelbeere	38
Johannesbeere	40
Heidelbeere	37

Zitrone	36
Melone	38
Birnen	52
Kirschen	35
Aprikose	43
Pflaumen	45
Kiwi	54
Orange	43
Weintrauben	70
Fleisch	**kcal/ 100 g**
Rind- Bratenfleisch	129
Kalb- Bratenfleisch	95
Rind- Brust (Spannrippe)	260
Kalb- Brust (Spannrippe)	200
Rind- Filet (Lende)	121
Kalb- Filet (Lende)	102
Rind- Gulasch	129
Kalb- Gulasch	125
Rind- Hackfleisch	207
Rind- Kotelett	130
Kalb- Kotelett	146
Rind- Kochfleisch	189
Rind- Nacken (Kamm)	160
Kalb- Nacken (Kamm)	110
Rind- Keule	121

Kalb- Keule	102
Rind- Niere	117
Hähnchenbrust (Filet)	102
Hähnchenhack	119
Fisch/Meeresfrüchte	**kcal/100 g**
Bachsaibling	96
Barsch	82
Flunder	73
Forelle	103
Hecht	82
Karpfen	116
Krabben	91
Scholle	99
Zander	84
Seezunge	83
Sardine	119
Kaviar	259
Flusskrebs	70
Auster	67
Hummer	85
Garnele	92
Scampi	84
Mahi Mahi	161
Jakobsmuscheln	77
Weißfisch	90

Tilapia	129
Heilbutt	176

Stabilisierungsphase

In der Stabilisierungsphase wird die Lebensmittelliste aus der Diätphase, mit den nachfolgenden Lebensmitteln erweitert.

Gemüse	kcal/100 g
Karotten	39
Avocado	160
Fisch/Meeresfrüchte	**Kcal/100 g**
Thunfisch	184
Wildlachs	208
Hülsenfrüchte	**kcal/100 g**
Grüne Erbsen	84
Kichererbsen	364
Kefen (Schneeerbsen)	80
Linsen	116
Milch und Milchprodukte	**kcal/100 g**
Frischkäse	310
Hüttenkäse	98
Blauschimmelkäse	349
Cojita	300
Monterey Jack	369

Colby Jack	362
Edamar	357
Gouda	356
Parmesan	431
Cheddar	402
Ricotta	174
Crème Fraîche, fettarm (15%)	159
Saure Sahne	193
Schmand	294
Kochsahne, fettarm (15%)	164
Magermilch	33
Buttermilch	40
Buttermilchpulver	379
Griechischer Naturjoghurt	174
Hochwertige Öle	**kcal/100 ml**
Olivenöl	830
Sesamöl aus gerösteten Samen	884
Sonnenblumenöl	880
Traubenkernöl	862
Bio-Leinöl	922
Bio-Kokosöl	895
Avocadoöl	882
Hochwertige Zutaten für Vollkornprodukte	**kcal/100 g**
Kürbiskernmehl (teilentölt)	364

Vollkornmehl	265
Lupinienmehl	157
Leinsamenmehl	330
Haferflocken	372
Vollkorn-Couscous	324
Traubenkernöl	884
Alkoholische Getränke	**kcal/100 ml**
Bier	43
Weißwein	82
Rotwein	85

Erhaltungsphase

Praktisch können in der Erhaltungsphase wieder alle Lebensmittel verwendet werden. Es ist jedoch ratsam, auf möglichst viele Lebensmittel aus der Diätphase zurückzugreifen. Einfach aus dem Grund, weil diese Lebensmittel aus energetischer Sicht am besten geeignet sind, das verlorene Gewicht langfristig zu halten.

Zum Schluss noch eine kleine Bitte von mir:

Die Ernährung ist etwas sehr Individuelles und nur Sie kennen Ihren Körper am besten und wissen intuitiv, welches Essen Ihnen guttut und welches nicht.

Bleiben Sie stets neugierig und probieren Sie öfter neue Rezepte aus, so wird die Diät nicht langweilig und Sie kommen nicht vom Kurs ab.

Ich hoffe sehr, dass auch Sie für sich einige leckere Rezepten gefunden haben!

Dieses Buch befindet sich in ständiger Bearbeitung. Ich möchte meinen Lesern und Leserinnen auch in der Zukunft aktuelle Informationen, Tipps und viele neue Rezepte aus der HCG-Diät geben.

Darum würde ich mich sehr freuen, wenn Sie sich eine Minute Zeit nehmen und eine kurze Rezension zu dem Buch zu schreiben.

Hat Ihnen mein Buch geholfen? Was hat Ihnen besonders an dem Buch gefallen? Waren die Rezepte ein guter Begleiter während der Diät?

Ich danke Ihnen vielmals!

Ihre Kathrin Böttcher

7. Rechtsbelehrung

7.1. Rechtliche Hinweise

7.2. Haftungsausschuss

Die Inhalte des Buches wurden mit größter Sorgfalt erstellt. Der Autor übernimmt keinerlei Gewähr für die Aktualität, Richtigkeit und Vollständigkeit der bereitgestellten Informationen auf unserer Website. Haftungsansprüche gegen den Autor, welche sich auf Schäden materieller oder ideeller Art beziehen, die durch die Nutzung oder Nichtnutzung der dargebotenen Informationen bzw. durch die Nutzung fehlerhafter und unvollständiger Informationen verursacht wurden, sind grundsätzlich ausgeschlossen, sofern seitens des Autors kein nachweislich vorsätzliches oder grob fahrlässiges Verschulden vorliegt. Alle Angebote sind freibleibend und unverbindlich. Der Autor behält es sich ausdrücklich vor, Teile der Seiten oder das gesamte Angebot ohne gesonderte Ankündigung zu verändern, zu ergänzen, zu löschen oder die Veröffentlichung zeitweise oder endgültig einzustellen.

8. Impressum

Dieses Buch wurde veröffentlicht von:

Benjamin K.

Unterer Siedlerweg 20

02906 Hohendubrau

18709235R00085

Printed in Poland
by Amazon Fulfillment
Poland Sp. z o.o., Wrocław